牙周病 的
诊疗思路与临床操作

刘大力 著

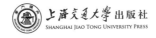
上海交通大学出版社
SHANGHAI JIAO TONG UNIVERSITY PRESS

内容提要

本书为作者多年牙周临床诊疗和教学实践的思考与总结。在介绍牙周病诊疗关键步骤的循证理念的基础上，对涉及临床操作的各步骤以图文形式进行了详细解读，并在附录中列出了主要临床流程的提纲，补充了临床中非常用器械的介绍。

本书旨在帮助临床医师在理解牙周基础治疗和维护治疗关键问题的基础上，进行有效的自我训练，促进临床医师深入思考"牙周基础治疗"和"牙周维护治疗"的目标及其实现途径，进而全面提升自身在牙周诊疗临床实践中的决策与操作能力。

本书的读者对象为在公立或私立机构执业、对牙周问题有困惑的牙科医师。

图书在版编目（CIP）数据

牙周病的诊疗思路与临床操作/刘大力著. —上海：
上海交通大学出版社，2020（2023重印）
ISBN 978-7-313-22734-8

Ⅰ.①牙…　Ⅱ.①刘…　Ⅲ.①牙周病-诊疗　Ⅳ.
①R781.4

中国版本图书馆CIP数据核字（2019）第281137号

牙周病的诊疗思路与临床操作

YAZHOUBING DE ZHENLIAO SILU YU LINCHUANG CAOZUO

著　　者：刘大力			
出版发行：上海交通大学出版社		地　　址：上海市番禺路951号
邮政编码：200030		电　　话：021-64071208
印　　制：苏州市越洋印刷有限公司		经　　销：全国新华书店
开　　本：787mm×1092mm　1/16		印　　张：11.5
字　　数：250千字		
版　　次：2020年5月第1版		印　　次：2023年11月第4次印刷
书　　号：ISBN 978-7-313-22734-8		
定　　价：89.00元		

前　言

25年前,在恩师袁诗芬教授的指引下,我有幸进入牙周病学领域学习。自那以后,经历了7年口腔内科的临床历练、3年硕士研究生的科研训练、4年博士研究生阶段对口腔微生物微观世界的探索以及在上海交通大学医学院附属第九人民医院(简称"九院")牙周病科作为牙周医师和教学骨干的10年岁月中的磨炼和成长,与同行分享交流自己临床认知的想法愈加强烈。

幸运的是,2016年,上海交通大学出版社的徐唯编辑成为我的患者,诊疗之余,我向徐编辑了解了图书出版的细节,并表达了想以图书形式进行专业交流的愿望。徐编辑的专业指引和帮助,最终促成了本书的出版。

最初的计划是结集出版典型的牙周临床病例。然而,在写作过程中,我越发感觉到,比起一个个独立的病例分析,进行临床决策背后的理念解读,也许会对读者有更深层次的启发。这些理念来自临床研究所获得的循证证据以及在各种因素综合作用下,对整体诊疗程序的梳理和反思,而并非独立的病例本身。因此,在本书的第一部分,我将这些典型的临床病例融入11项与牙周整体治疗程序密切相关的临床问题之中,跳出传统的教科书模式,努力去寻求临床决策的本质,在表达自己的思考和观点的同时,也希望能促进读者结合自身临床实际去观察思考,进而提高自身所做临床决策的合理性。

2008—2018年,我在九院牙周病科工作;2014—2017年,我兼任了中华口腔医学会牙周病学专业委员会秘书的工作;2018—2019年,我在豪孚迪(Hu-Friedy)公司担任了培训教师;2018年至今,我在上海清木口腔门诊部执业。这些经历,使我有机会与更多的牙周同行以及口腔全科医师接触。我深深地感受到,在牙周临床操作细节上,我们的口腔医学教育体系存在一个较大的空白点——对牙周临床各项操作的解析不够详尽。 这在一定程度上与我们国家口腔医学体系中并未细分口腔卫生士专业有关。在现行本科和专科口腔医学教育体系中,牙周病学专业课时数仅为50～100学时,训练的内容不够详尽,从而导致临床医师对操作细节把握不够充分。同时,很多口腔临床医师对牙周治疗的认识仅停留在以"超声洁牙"为代表的"龈上治疗",而没有建立治疗前通过完整的检查评估疾病状态的习惯,也没有信心实施"龈下治疗",或者在实施了"龈下治疗"后, 缺乏对治疗结果的自我评判能力,这就导致他们无法真正把控患者的牙周状态。

针对这一现状,本书第二部分以图文结合的形式,帮助临床医师理解牙周诊疗操作的基本细节,从而让他们能够"有章法"地练习牙周病史收集、各个环节的医患沟通、临床检查和判断，为患者提供高效的牙周治疗，并在持之以恒的随访和积累中提高对不同牙周组织状态、对不同患者的具体牙列和患牙情况进行评估与治疗的能力。

最后，本书以附录的形式列出主要临床过程可能用到的提纲，并补充介绍了一些牙周诊疗器械的变革过程，供同行参考。

本书收录的临床资料来源于我的临床笔记，部分器械图片已获国外版权方书面正式授权，其余器械图片、操作图片和模式图由我自己拍摄或者绘制。

医师的临床认知是随着研究的深入、器械的变革、个人经验的积累以及时代变迁而变化的。钻研、交流和反思是每一位临床从业者的日常功课。我写作的初衷也在于希望同行读者能从本书中获得一些启发。我深知任何观点都存在一定的局限性，读者也将在阅读中发现这些局限性，我期盼与读者有更多的交流，一起思考、钻研和进步。

在成稿之际，我要深深地感谢我背后的支持者：谢谢九院牙周病科束蓉教授对"大力之折腾"的无限包容，谢谢宋忠臣教授在关键环节的巨大帮助，谢谢谢玉峰教授的真诚支援，谢谢印第安纳大学韦恩堡牙学院Nancy Mann教授、日本德岛大学牙周与牙髓病学教研室Hiromichi Yumoto教授以及前豪孚迪全球教育部教育学专家、口腔卫生士Tami Wanless女士在第一时间为我答疑解惑，谢谢上海清木口腔门诊部沈宏嘉医师、郁岷医师以及其他伙伴们的大力支持，谢谢我的助手张艳护士帮助我完成临床照片的拍摄，谢谢陈慧文医师和倪佳文医师在本书图片制作中的帮助，谢谢家人和朋友们的支持与鼓励，谢谢在我2个月的封闭写作过程中，3只猫咪的陪伴，它们是周轶、梦奇和巧珍。

刘大力

2019年6月

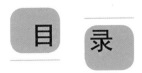

目 录

第二部分 牙周基础治疗和维护治疗的技术细节

第一部分

牙周诊疗的思考与思辨

诸多牙科临床医师都希望提高自己的牙周诊疗水平,他们虽然知道牙周治疗不仅是洁治和刮治,却又常陷于只进行洁治和刮治;他们希望提高自己对患者牙周病的把握和决策能力,却又不知道从何入手。

掌握牙周病基本诊疗有两个层次:一是提高判断能力;二是提高技术能力。提高对牙周病的判断能力需要从遵从合理的诊疗流程入手,从完整病例中磨炼把握疾病的能力;提高技术能力,则可通过规范的练习,从细节中学习、理解和掌握每一项技术。

本部分将从11个方面分析牙周诊疗流程决策中值得思考的问题。

01 亲爱的牙医同行，请慎用"洗牙"一词

"洗牙"这个词恐怕我们再熟悉不过了。在一些牙科医师看来，这个词生动地概括了实施"龈上洁治术"，特别是"超声龈上洁治术"时的场景——超声波/声波工作尖所到之处，水雾喷溅，牙齿表面的"污渍"被去除——就像"洗车""洗碗"一样。但我认为，以这项临床操作作为牙周诊疗的主体过程，并不能让患者拥有真正的牙周健康。

"洗牙"一词的来源和使用现况

毫无疑问，去除牙菌斑、牙石和色素等牙面沉积物，是保障牙周健康的最基本环节。这一理念首先出现于1728年Pierre Fauchard的《外科牙医学》[1][2]。此后的200余年中，手用器械是去除牙面沉积物的主要临床工具。自1957年开始，超声技术被应用于去除牙面沉积物的牙周治疗临床操作中[3]。随后，国内也研发出可用于临床治疗的第一代超声洁牙机[4]。近20年来，随着超声器械和技术的普及，人们发现**"洗牙"可以生动地描绘超声/声波治疗中喷出水雾的同时振落牙面沉积物时的医患感受。**由此，"洗牙"一词逐渐在国内流行起来，以至于在一定程度上掩盖了牙周诊断治疗和维护的本质和完整内容。

是的，在向患者解释"超声/声波牙周治疗"的时候，用"洗牙"一词很容易帮助患者理解治疗感受。可是，作为专业医师的我们，如果也把牙周诊疗甚至牙科诊疗的第一步归结为"洗牙"，则会错过真正的牙周判断与治疗。

患者的误解包括定期"洗牙"等于定期牙周维护，要治疗牙龈出血就是要"洗牙"，患上牙周病，先要"洗牙"，然后才是"牙周治疗"，等等。 不仅仅是患者，医师之间的沟通，也常有以"洗牙"代替"超声治疗"，或者代替"龈上牙周治疗"，甚至代替"牙周基础治疗"的情况。一些医师与患者沟通时，把"洗牙"与 "手用器械""牙面喷砂"分别列给患者选择，甚至将不同的超声仪器品牌以"无痛洗牙"为名，列出不同的收费价目；很多牙科机构将"优惠洗牙"作为卖点进行宣传，以吸引患者就诊。更令人

---

① 孟焕新.牙周病学：第4版［M］.北京：人民卫生出版社，2012.

② SPIELMAN A I. The birth of the most important 18th century dental text：Pierre Fauchard's Le Chirurgien Dentist［J］. Journal of Dental Research, 2007(86)：922-926.

③ JOHNSON W N, WILSON J R. The application of the ultrasonic dental unit to scaling procedures［J］. The Journal of Periodontology, 1957(28)：265-271.

④ 四川医学院.口腔内科学：第1版［M］.北京：人民卫生出版社，1980.

担忧的是，"要求洗牙""3年前洗牙史"等描述，频频出现在患者的病历中。有的医师还会把"洗牙"与牙周诊疗割裂开来，首诊看到患者有牙石等牙面沉积物，就会先为患者"洗牙"（"超声龈上洁治"），然后再根据患者要求或者医师本身的诊疗能力考虑后续的诊疗。

"洗牙"的益处和局限性

临床上，越来越多的患者每年都走进牙科机构至少接受一次"洗牙"，也就是用超声器械在牙面上进行一次年度清洁，这能带来牙龈出血等临床症状的确实改善。能够接受"定期洗牙"的人群，其牙周组织健康程度也确实比没有这个意识和习惯的人群更高。

就个体来说，**以"洗牙"作为定期维护牙周健康的代名词，会导致忽视对牙周组织本身的完整度和炎症状态的准确评估，把医疗干预的目标从判断并实现牙周组织健康，简化为获得一时清洁的牙面**，由此可能导致以下几种类型的问题：

（1）虽然牙龈出血等症状获得改善，但患者对自己牙周组织的情况及自身所应养成的相应行为习惯并没有充分的认识，其牙周破坏可能在缓慢进展（见图1）。

（2）医师以"要不要洗牙"为治疗的起点和终点，无法积累对患者牙周组织情况的综合判断能力，会错过早期对患者牙周疾病全面干

预的时机（见图2）。

（3）在仅行"洗牙"干预之后，就进入种植等复杂的修复治疗程序，忽视了对治疗风险的全面评估（见图3）。

请慎用"洗牙"一词

本质上，"洗牙"仅仅是在牙周治疗中以超声器械去除龈上牙石的一个专业医疗操作。这个操作只是实现牙周组织健康状态的一小部分，而不是牙周诊疗的全部。

把"洗牙"回归于仅仅为患者描述超声/声波牙周治疗的感觉；摒弃将"洗牙"当作专业术语的做法；向大众传播"定期牙周检查维护"的理念；用"专业的牙周治疗维护"代替"优惠洗牙"来吸引患者；建议患者接受牙周诊疗时，以"你需要接受牙周判断和相应的治疗"代替"你需要洗牙"；医患共同树立对牙周组织状态的全面认识。这些转变是本书希望带给临床医师的**第一个思考**。

在首诊询问患者牙周病治疗史时，如果医师直接询问患者"你的牙周治疗史？"，多数患者都不太明白。为提高医患沟通效率，医师可以问患者：上次"洗牙"是什么时候？一次还是连续几次？平时"洗牙"吗？多久"洗一次牙"？患者则会立刻描述出相关病史。笔者建议除此之外的其他场景，不要使用"洗牙"这一有碍树立完整牙周诊疗和维护理念的用词。

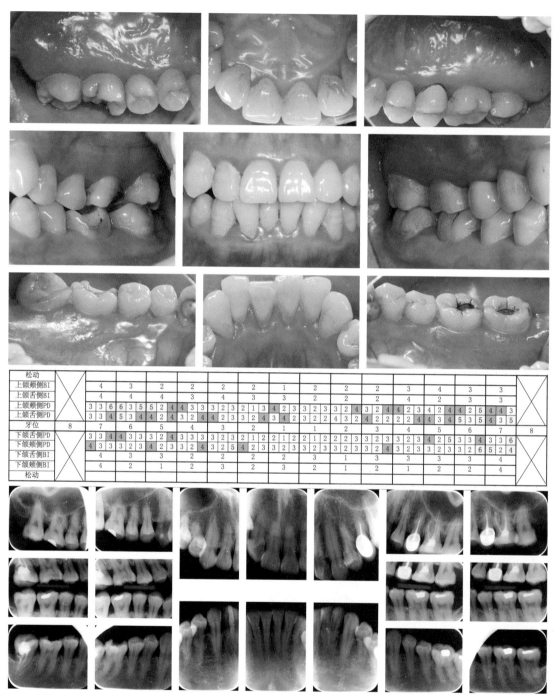

图1 缓慢进展的牙周破坏

注：此患者36岁，女性，每年接受超声龈上洁治，已有10余年（所谓"洗牙"），偶尔出现的牙龈出血等牙周症状在超声洁治后可消退数月，但医生从未对患者进行完整的牙周状况评估，患者也不了解自身牙周的炎症状态，且患者自身的口腔卫生管理并不充分，其牙周组织破坏正在缓慢进展。

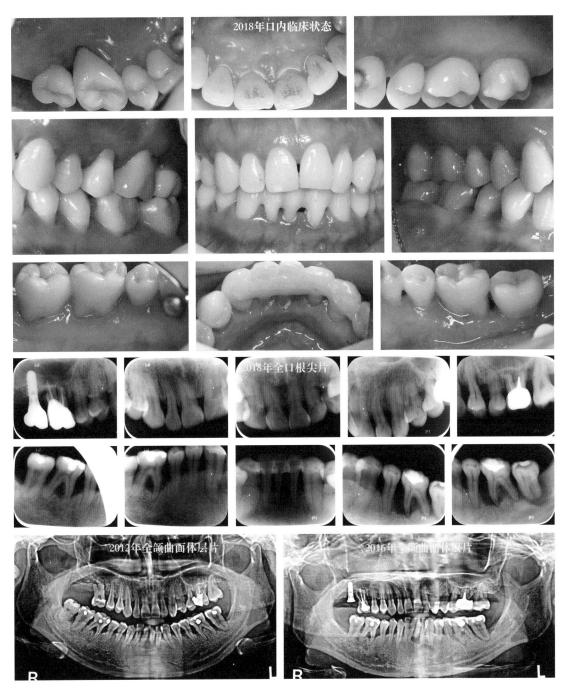

图2　不充分的牙周认识和干预

注：此患者38岁，女性，平时认真刷牙，并无牙龈出血。自2013年以来，该患者坚持每年"洗牙"一次，医师评价这位患者并没有很多牙石可以"洗下来"。对比患者6年来的影像学变化，可见多牙牙槽骨破坏加重，尤其左下磨牙区最为严重。

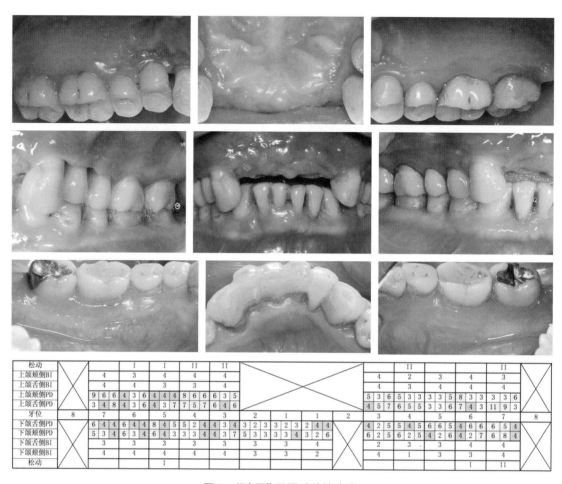

松动			I	I	II	II								II			II	
上颌颊侧BI		4	3	4	4	4						4	2	3	4	3	
上颌舌侧BI		4		4	3							4	4	4	4	
上颌颊侧PD	9 6 6	4 3 6	4 4 4	8 6 6	6 3 5					5 3 6	5 3 3	3 3 5	8 3 3	3 3 6
上颌舌侧PD	3 4 8	4 3 6	4 3 7	7 5 7	6 4 6					4 5 7	6 5 5	3 3 6	7 4 3	11 9 3
牙位	8	7	6	5	4	3	2	1	1	2	3	4	5	6	7	8
下颌舌侧PD	6 4 4	6 4 4	8 4 5	5 2 4	4 3	3 2 3	3 2 3	2 4 4	4 2 5	5 4 5	6 6 5	4 6 6	6 5 4
下颌颊侧PD	5 3 4	6 3 4	6 4 3	3 3	4 4 3	7 5 3	3 3	3 4 3	2 6	6 2 5	6 2 5	4 2 6	4 2 7	6 8 4
下颌舌侧BI	3		3	3	4	3	3	4	2		3	3	4	
下颌颊侧BI	4		4	4	4	4	3	2	4	1	3	3	4	
松动			I							I	II

图3　"洗牙"干预后种植治疗

注：此患者47岁，男性，行"洗牙"干预后，予上前牙区种植修复，半年后种植体松动拔除。此时牙周检查显示广泛深牙周袋，探诊出血以及多牙松动。

02 "一致对待"的病史与检查

科学的判断才是大侠的正确打开方式

刚刚进入医学殿堂的时候，医师们都会憧憬自己能尽快成长为一名"大侠"——听患者简单地叙述病情后，再瞄一眼患者的口腔，就能知道患者是什么情况，怎样治疗，治疗之后又会怎样。

实践告诉我们，以片面信息为基础的临床判断是武断的猜测，也许能猜对，但并不是真正的大侠的正确打开方式。慎重的预后评价和临床决策，要建立在对患者完整病史资料和临床检查的分析之上。所以，大侠也绝非瞄上一眼便可知如何治疗，也要基于完整的信息、循证证据和经验积累，才能形成临床方案。

有时，同行医师发来临床照片和X线片向我求助，"大力老师，这位患者牙周状况不太好，你看要做牙周手术吗？"或者"这个牙齿能保住吗？"。我理解同行医师渴望为患者提供专业的牙周诊疗，可是，在牙周治疗方案决策的过程中，他们没有做好病史收集和临床检查工作，导致难以形成"科学的"判断，只是"模模糊糊"地觉得这位患者的牙周治疗还有欠缺，或者还需要牙周手术干预，抑或拔除某些牙齿可能更为合适。

从"模糊"到"科学"的第一步，是在决策之前，先全面地收集病史，进行完整的临床检查，并养成临床习惯。

只有获得这些完整的信息，并且在病程中不断更新这些信息，才能真正全面地把握患者的状态并做出适当的判断，帮助患者理解其牙周状况，养成良好的口腔健康习惯，同时也才能和患者一起理解牙周诊疗的局限性，并且形成共同面对疾病的合作关系。

何为"完整的病史"

病史收集的内容包括"系统病史""口腔病史""牙周病史及口腔卫生习惯""家族史"四大方面[①]。在此框架下，不同的临床机构在不同的牙周诊疗阶段，病史收集和记录的方式、详略程度有一定的差别。

面对首诊患者，医师进入临床检查前需要收集患者详尽的病史资料，这些信息能帮助我们：

（1）了解患者的主观需求和对疾病的理解程度。

（2）判断患者的牙周状态及其背后的危险因素与可干预程度。

（3）帮助我们预估整个疗程中要特别关注的问题。

---

① 孟焕新.牙周病学：第4版［M］.北京：人民卫生出版社，2012.

（4）以专业态度下的沟通对话模式，建立医患间的信任。

所以，需要花费时间貌似却没有实质治疗操作的病史收集工作，实则是后续治疗顺利进行的前提。收集病史的过程，也非简单的一问一答，而是医患双方"暗自观察"和"头脑风暴"的过程。

在临床工作中，很多医师以为"只有病情复杂的患者才需要完整记录上述病史"，而"大多数临床患者"只需进行牙周洁治，没有必要"浪费宝贵的椅位和时间"做详细的病史收集与记录。然而，主观判读而不是客观地问询与记录，"挑选"一部分患者收集完整病史，势必会遗漏重要信息。只有通过优化病史收集程序，有效地利用团队合作资源，才能实现在有限的临床诊疗时间内，以"一致对待"的理念和方式，获得关于所有首诊患者清晰而完整的信息。

在美国，通常由口腔卫生士完成首诊患者的病史收集和临床检查以及随后的牙周非手术清创治疗。在诊疗流程中，患者病史收集往往需要30分钟到1小时，并使用纸质或者电子表格逐项填写，以避免遗漏。口腔卫生士这一职业体系在中国尚未建立，绝大多数的中国牙科机构是由医师完成病史的收集、记录与随后整体治疗的。而医师主导的病史收集过程，也是引导患者在医患沟通中建立如下三个方面感受和意识的过程：

（1）医师的专业性和医师对患者个体的认真程度。

（2）牙周健康状态是患者的全身状况与疾病罹患情况以及各种行为习惯的综合结果。

（3）牙周状态的改善，可以帮助患者提高全身健康水平和生活质量。

可以说，这些认识是患者理解牙周问题、重视牙周健康、形成良好依从性的基础，对今后诊疗的顺利开展至关重要。

完成首次完整病史资料的记录，在之后的复诊中，医师就可以围绕可能与牙周诊疗密切相关的个性化状况询问与收集复诊病史。由于患者的主诉要求、牙周病情、行为习惯和全身状况等方面的差异，复诊过程中的病史询问和交流带有很强的个性化特征。医师应通过有意识的"沟通训练"，在一次次的医患交流中，高效地获得有用信息，并且向患者传递临床操作背后的人文关怀，提高患者的重视程度和依从性。

为帮助医师在短时间内建立和完善病史收集的习惯，本书第12章和附录2列出了详细的病史收集提纲和沟通思路解读，供医师在首诊病史收集和记录环节参考使用。

何为"完善的检查"

对于初诊患者，临床检查不应仅局限于牙周检查，而应以"从口外检查到口内检查""从牙列检查到牙周检查"的顺序进行。

口外检查主要包括面部皮肤、腮腺区、头颈部淋巴结和颞下颌关节的视诊以及触诊检查。结合我国的牙科体系，在牙周诊疗的临床实际操作中，通常基于视诊检查的结果以及医师自身的专业（全科或专科），由当诊医师或推荐患者由相应专科医师进行触诊等进一步检查。

口内检查主要包括唇和颊等被覆黏膜、

腭部咀嚼黏膜、舌以及口底区的视诊及触诊检查。牙龈组织为咀嚼黏膜,是被覆黏膜的延续。行口内检查时,还应观察和记录唇、颊肌肉、系带的附丽位置以及龈缘的位置形态。

牙列检查主要包括牙体疾病及治疗情况、牙列缺损及修复状态的检查、静态咬合状态与咬合运动状态的检查。

完整的牙周组织检查的基本内容包括通过视诊观察判断牙面沉积物程度与牙周软组织的状态;通过牙周探诊检查获得探诊深度(probing depth, PD)、临床附着丧失(clinical attachment loss, CAL)程度和探诊出血(bleeding on probing, BOP)状态等信息;通过咬合检查和松动度检查推断牙齿主要功能状态;通过X线片检查了解牙槽骨的状态等。

综合上述病史和检查所提供的信息,才能最大限度地了解患者牙周状态以及相关局部和全身状态,并以此为基础,判断预后并拟定治疗目标和方案。

理想与现实权衡下的一致对待

在理想情况下,对于首诊患者以及虽然有过牙周洁治或者刮治史,但从未接受过牙周系统检查的患者,医师有必要通过完整的病史收集和检查真正客观地评估患者状态。对于接受过全面牙周治疗、曾有完整病史信息和检查信息、处于牙周维护阶段的患者,则应根据病情和牙周破坏风险评估结果,以合适间隔更新病史信息并进行完整的牙周专科检查。

然而,无论是发达国家还是发展中国家,都存在着完整检查需要占用较长的椅位时间、合理收取费用、权衡摄X线片的必要性、过度诊疗的界定等问题。因此,医师们试图用一些**"快速筛查"的方法**代替完整的牙周检查。

最具代表性的"快速筛查"方法是世界卫生组织(World Health Organization, WHO)于1972年提议设计,由Ainamo于1982年提出,并在1987年被WHO正式采纳,于1997年修订为现行版本的社区牙周指数(community periodontal index, CPI)[①]。利用特定的WHO牙周探针(见图4)进行CPI牙周探诊检查6个口腔区段的特定指数牙,按照CPI特定的记分标准获得个体区段水平CPI值和个体水平CPI值(见图5)。需要强调的是,以指数牙的牙龈出血、牙石和牙周袋深度的综合状况给出个体评分的CPI方式,更适合于大规模的口腔流行病学调查,也就是说它在一定程度上反映某一群体的牙周健康水平,但对个体进行判断时,会低估牙周炎症状态及破坏程度[②]。

以CPI为基础,个体水平的快速牙周筛查方法——简化牙周检查(simplified periodontal examination, SPE)于1984年首先在新西兰使用。在SPE的基础上,英

① 胡德渝. 口腔预防医学[M]. 北京:人民卫生出版社,2012.
② BAELUM V, FEJERSKOV O, MANJI F, et al. Influence of CPITN partial recordings on estimates of prevalence and severity of various periodontal conditions in adults[J]. Community Dentistry and Oral Epidemiology, 1993, 21(6):354-359.

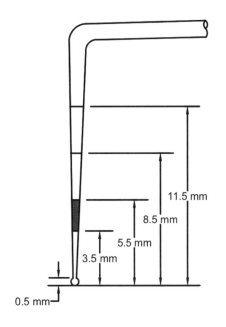

国等欧洲国家于1989—1990年提出并推广基础牙周检查(basic periodontal examination, BPE)[①]，用于个体水平的"快速筛查"，同样使用WHO牙周探针，对成人牙列进行分6区段的牙周提拉行走式探诊检查，检查结果以区段为单位记分(见图6)。依据BPE评分结果判断相应的临床和放射学检查的类型与详细程度以及相应的治疗和随访

图4　WHO牙周探针

注：探针为末端球形的锥状形态，末端直径为0.5mm，黑带距离末端3.5～5.5 mm，距离末端8.5 mm 和11.5 mm处为两个环形刻度。末端球形设计的初衷在于进行流行病学调查时，避免末端刺破牙龈上皮而导致假阳性的牙龈出血。

指数牙	17/16	11	26/27
	17—14	13—23	24—27
	47—44	43—33	34—37
指数牙	47/46	31	36/37

CPI 记分	检 查 所 见
0	探针黑色部分全部露在牙龈外，探诊牙龈不出血，未探及牙石
1	探针黑色部分全部露在龈袋外，探诊牙龈出血，未探及牙石
2	探针黑色部分全部露在龈袋外，探及牙石
3	探针黑带位于龈缘，提示探诊深度4～5 mm
4	探针黑带位于龈缘内，提示探诊深度≥ 6 mm
X	排除区段(少于2颗功能牙存在)
9	无法检查(不记录)

图5　CPI分区及记分标准

注：CPI检查将口腔分为6个区段。20岁以上者检查10颗指数牙；20岁以下者检查6颗指数牙(不检查第二恒磨牙)。15岁以下者，只检查牙龈出血和牙石，不检查牙周袋深度。CPI以区段为单位记分。

① LANDRY R G, QUEBEC M J. Periodontal screening and recording (PSR) index：precursors, utility and limitations in a clinical setting [J] . International Dental Journal, 2002, 52(1)：35-40.

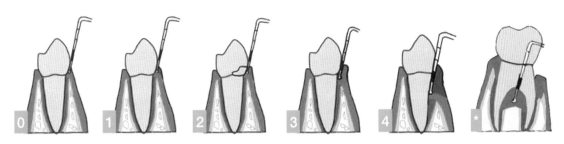

BPE记分	检 查 所 见
0	探针黑色部分全部露在牙龈外,探诊牙龈不出血,未探及牙石
1	探针黑色部分全部露在龈袋外,探诊牙龈出血,未探及牙石
2	探针黑色部分全部露在龈袋外,探及牙石
3	探针黑带位于龈缘,提示探诊深度4~5 mm
4	探针黑带位于龈缘内,提示探诊深度≥6 mm
★	根分叉受累

图6 BPE检查与记录标准

注:除第三磨牙的所有牙齿均需使用WHO牙周探针行探诊检查(当第一磨牙和第二磨牙缺失时,需检查第三磨牙),0~4记分标准与CPI检查记分相同,根分叉受累者,记分为"★"。每区记录最高分值位点的结果,"★"与分值同时记录。

流程[1][2]。

1992年,美国牙周病学会(American Academy of Periodontology, AAP)在SPE和BPE的基础上,提出了用于美国临床的牙周筛查方法——牙周筛查评价(periodontal screening and recording, PSR)[3]。这一方法也被加拿大牙周病学会采纳。PSR的思路和评分方式与BPE只有微小差异(见图7)。

上述BPE、PSR等个体水平的快速筛查方法,能较为客观地迅速筛查出病情较轻的患者,给予相应的检查和治疗,从而节约完整牙周检查所需要的医疗资源。在应用过程中,临床学家们也在不断探究快速筛查与完整检查之间的一致性、基线快速筛查结果对治疗转归和预后的预测价值等临床问题,进而推动临床策略选择的优化[4][5]。

① TUGNAIT A, CLETEHUGH V, HIRSCHMANN P N. Use of the basic periodontal examination and radiographs in the assessment of periodontal diseases in general dental practice [J]. Journal of Dentistry, 2004, 32(1): 17–25.
② BSP British Society of Periodontology Basic periodontal examination (BPE) [EB/OL]. [2019–06–03]. http://www.bsperio.org.uk/publications/downloads/115_090048_bsp–bpe–guidelines–2019.pdf.
③ LANDRY R G, QUEBEC M J. Periodontal screening and recording (PSR) index: precursors, utility and limitations in a clinical setting [J]. International Dental Journal, 2002, 52(1): 35–40.
④ RAMS T E, LOESCHE W J. Relationship between periodontal screening and recording index scores and need for periodontal access surgery [J]. Journal of Periodontology, 2017, 88(10): 1042–1050.
⑤ HOCHT A, ZOHN H, DEASY M, et al. Assessment of periodontal status with PSR and traditional clinical periodontal examination [J]. Journal of the American Dental Association, 1995, 126(12): 1658–1665.

PSR 记分	检 查 所 见
0	探针黑色部分全部露在牙龈外，探诊牙龈不出血，未探及牙石
1	探针黑色部分全部露在龈袋外，探诊牙龈出血，未探及牙石
2	探针黑色部分全部露在龈袋外，探及牙石
3	探针黑带位于龈缘，提示探诊深度 4～5 mm
4	探针黑带位于龈缘内，提示探诊深度 ≥ 6 mm
*	存在根分叉病变、牙齿松动、膜龈问题以及 3.5 mm 以上的牙龈退缩中的任意一种情况

图 7　PSR 检查与记录标准

注：除第三磨牙之外的所有牙齿均需使用WHO牙周探针行探诊检查。PSR评分与BPE总体相似，二者差别在于，"*"界定为区段中的牙齿存在根分叉病变、牙齿松动、膜龈问题以及 3.5 mm 以上的牙龈退缩中的任意一种情况。

值得借鉴的是，以这些简化的快速方式进行筛查，无论何种病情，医师都以一致的客观指标进行随后的临床判断和决策。而在我国的临床实践中，完整的牙周检查远未普及，少数机构尝试参考BPE或者PSR，进行类似的牙周筛查，绝大部分临床医师通常仅通过对患者口腔卫生和牙龈炎症状态的视诊观察，来判定是否进行完整的牙周检查。一些医师认为，只有病情复杂的患者才需要进行治疗前完整的牙周检查，而大多数临床患者只需进行牙周洁治（即所谓"洗牙"），基于探诊检查的治疗前评估对于后者意义不大，没有必要花费时间精力为其进行完整的牙周检查。这一观念的形成也与大型医疗机构牙周病科患者常年处于过度饱和的现况有关。

流行病学研究结果显示，我国成人PD 4 mm以上个体的比例远高于发达国家[①]，这也提示，在以往临床中，一些患者的牙周炎症程度可能被低估，以简单视诊和医师个人经验进行筛查判断的方式存在不足。

综上所述，**有必要探索适合我国临床实际情况的、更为客观的、能实现对患者"一致对待"的检查与评估方法**。在临床工作中，可以参考已经在很多国家广泛使用的BPE或PSR，用客观筛查代替主观筛查，对筛查体系中规定需行完整的牙周检查者，按照程序完成牙周检查和基于检查结果的病情评估。同样，对于维护治疗阶段的患者，也要建立相应的筛查与完整的牙周检查相结合的流程。

处在上述客观体系尚未建立和普及时代的我们，更有必要理解客观筛查与完整的牙周检查的必要性，建立自身临床诊疗原则，才能更为准确地把握患者的牙周状态。

① SUN H Y, JIANG H, MIN Q, et al. The prevalence and associated factors of periodontal disease among 35 to 44-year-old Chinese adults in the 4th national oral health survey [J]. The Chinese Journal of Dental Research, 2018, 21(4)：241–247.

03　理解牙周病的分类是准确判断疾病的前提

分类是认识疾病的框架

在获得详尽的病史资料和完整的牙周检查资料的基础上,医师要对疾病进行诊断和分析。从表面来看,诊断给出的是所罹患疾病的名称,这些名称实际上是疾病的类别,是人们对疾病认识的框架。某一类别的疾病,在病因、发病机制和治疗等方面具有相同之处,也就是人们对疾病本质的认识。

同一类别的疾病,还存在着不同程度的表征。就牙周组织而言,存在个体单颗牙牙周破坏程度、全口牙累及范围、疾病进展速度等多个维度上复杂的状况。在这些状况背后,有目前能发现和解释的病因因素,也有尚未发现、无法解释的病因因素,有可干预的危险因素,也有无法干预的危险因素。分析清楚这些状况和因素,才能帮助我们把握疾病的治疗过程。

从诊断疾病类别到分析疾病名称之下的个体状态,是判断牙周病的重要环节。而**对牙周病分类的理解,则是准确判断疾病的前提**。

牙周病分类的沿革

纵观近百年来牙周病的国际和国内分类沿革(见图8)[1][2][3][4],可以看到,在国际上,早期多以病理学改变为基础进行牙周病分类,之后则试图从临床表现和病因相结合的角度进行分类。2018年的最新分类,则放弃了从发病年龄和疾病进展速度直接对牙周炎进行分类的方式(如1999年分类中有慢性牙周炎与侵袭性牙周炎之分),而回归至单纯以诊断时间点的表现为依据对疾病分类命名的方式。在国内临床工作中,并没有形成全国统一的牙周病诊断导图和方案,不同时代的学习者、不同机构的从业者,所进行的牙周病诊断常有其不同的习惯倾向。

2018年的最新分类首次提出牙周临床健康的诊断标准,首次明确以病情状态进行牙周炎分期,以纵向资料回顾为首要依据进行牙周炎分级(见图9)。该分类建立在110位牙周病学专家回顾大量科学文献所形成的综述和共识的

① 束蓉．临床牙周病治疗学［M］．上海：世界图书出版公司，2010.
② ARMITAGE G C. Development of a classification system for periodontal diseases and conditions［J］. Annals of Periodontology, 1999, 4(1): 1−6.
③ CATON J G, ARMITAGE G, BERGLUNDH T, et al. A new classification scheme for periodontal and peri-implant diseases and conditions-introduction and key changes from the 1999 classification［J］. Journal of Periodontology, 2018, 89(Suppl 1): S1−S8.
④ 孟焕新．2018年牙周病和植体周病国际新分类简介［J］．中华口腔医学杂志，2019，54（2）：73−78.

1928年Gottieb	1949年Orban	1973年世界卫生组织	1989年世界牙周病学讨论会
炎症性	炎症状态	急性龈炎	成人牙周炎
变性或萎缩	变性状态	慢性龈炎	早发性牙周炎
	萎缩状态	龈退缩	伴全身疾病的牙周炎
	牙周创伤	急性牙周炎	坏死溃疡性牙周炎
	牙龈肥大	慢性牙周炎	顽固性牙周炎
		牙周变性	
		牙面积聚物	

国际分类

1979年口腔内科学第1版		1986年口腔内科学第2版		1995年口腔内科学第3版	
牙龈病		牙龈病		牙龈炎	
牙周病	牙周炎	牙周病	单纯性牙周炎	牙龈增生	
	咬合创伤		咬合创伤	牙周炎	成人牙周炎
	牙周变性		牙周萎缩		青少年牙周炎
	牙周萎缩		牙周病继发病		快速进展性牙周炎
					青春前期牙周炎
					伴有全身疾病的牙周炎
				牙周炎的伴发病变	

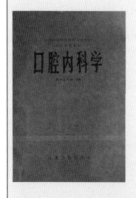
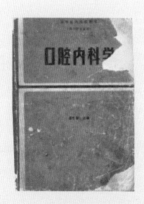
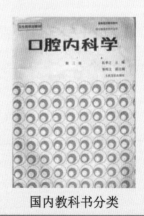

国内教科书分类

图8 牙周病的国际和

注：EFP为欧洲牙周联盟（European

1993年欧洲牙周病学讨论会	1999年牙周病分类国际研讨会	2018年 AAP/EFP	
成人牙周炎	牙龈病	牙周病和状况	牙周健康、牙龈疾病和状况
早发性牙周炎	慢性牙周炎		牙周炎
坏死性牙周炎	侵袭性牙周炎		其他影响牙周组织的状况
	全身病表征的牙周炎	植体周病和状况	
	坏死性牙周病		
	牙周脓肿		
	伴牙髓病变的牙周炎		
	先天或后天畸形和状况		

2000年牙周病学第1版		2007—2015年牙周病学第2版～第4版	
牙龈病		牙龈病	
牙周炎	成人牙周炎	牙周炎	慢性牙周炎
	青少年牙周炎		侵袭性牙周炎
	快速进展性牙周炎		反映全身疾病的牙周炎
	青春前期牙周炎	牙周炎的伴发病变	
	伴有全身疾病的牙周炎		
	顽固性牙周炎		
牙周炎的伴发病变			

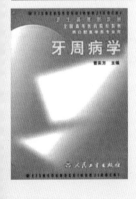
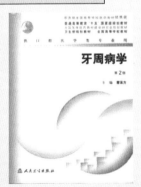
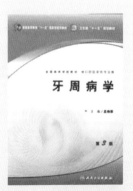
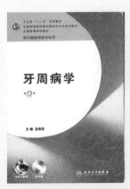

国内分类沿革

Federation of Periodontology)。

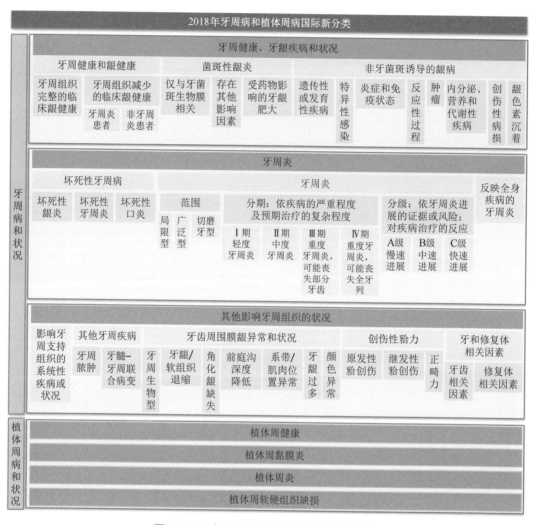

图9 2018年牙周病和植体周病国际新分类

基础上，也为我们提供了具有循证证据的疾病判断思路。**2018年的新分类看似复杂，实际上详尽、客观地把临床上可能遇见的情况进行了梳理。**对照诊断标准，医师可以就患者临床炎症状况做出相应的诊断，并梳理其炎症状况的病因因素及危险因素，从而把握其疾病状态的全貌。

尽管目前国内专业学会尚未以相应的"教材"或者"共识"等方式发布基于新分类的临床诊疗意见，但仔细研读新分类，并**以其为思维导向，从个体牙周炎症和炎症背后的疾病/状况两个层次去分析每一例患者，会给我们在疾病判断上带来更清晰的思路。**

2018年新分类的立体性[①]

新分类将牙周病和状况(periodontal

---

① 本书不详述2018年新分类中的"植体周疾病和状况"。

diseases and conditions）分为3个类型（见图9）：① 牙周健康、牙龈疾病和状况；② 牙周炎；③ 其他影响牙周组织的状况。在这个框架下，绝大多数临床的牙周组织所见均可找到相应的定位。同时，**对单个的患者来说，其牙周状态并不是某单一的诊断定位。**

图10所示患者的全口牙周炎症状态可诊断为第一类中的"**菌斑性龈炎**"，诊断依据：患者全口PD≤3 mm（37颊侧远中PD=4 mm位点的炎症状态与第三磨牙相关，应排除），BOP（+）位点74%（全口27颗牙齿，记录BI的位点数为27×2=54，其中40个位点BI≥2，即存在探诊出血表现，占总位点数的74%）。但另可发现其下前牙区存在第三类中的"**牙周生物型（薄型）**"以及"**原发性殆创伤**"状态，右下第一前磨牙区存在粗糙且达龈下的修复体，可定位为第一类中的"**存在其他影响因素**"以及第三类中的"**牙和修复体相关因素**"。

图11所示患者全口牙周炎症状态可定位为第二类中的"**牙周炎**"（**广泛型，Ⅲ期，C级**），诊断依据：2颗以上不相邻的牙存在邻面附着丧失，同时PD≥4 mm。牙周炎症性破坏受累牙百分比为27/29=93.1%（25和35无附着丧失证据），判断为"广泛型"；依最大邻面CAL≥5 mm，牙槽骨吸收至根中1/2，因牙周炎失牙数≤4，失牙区牙槽骨中度缺损，判断为"Ⅲ期"；依最大骨丧失百分比/年龄＞1（33牙的骨丧失50%，患者35岁），判断为"C级"。另

可发现第三类中的其他状况："**影响牙周支持组织的系统性疾病或状况（糖尿病）**""**牙周脓肿（33）**""**继发性殆创伤（前牙区）**"。

也就是说，2018年的新分类并非只从全口炎症状态层次对个体进行诊断，而是涵盖了目前对牙周临床状况的立体认知。

从牙周组织炎症状态开始理解新分类

就某一时间点而言，患者的**全口牙周组织炎症状态首先可以归结为"临床牙周健康""牙龈炎""牙周炎"3种情况中的一种**，此为第一层次。

在此层次中，除诊断依据外，新分类还就牙龈炎和牙周炎给出了依照完整牙周检查结果进一步分析的客观依据，即牙龈炎的分型，牙周炎的分型、分期、分级和控制程度评估。

（1）牙周临床健康[①]。

全口PD≤3 mm，且BOP（+）＜10%。

"牙周临床健康"是指牙周组织完整或者减量但没有临床牙周炎症的状态。可用于曾罹患牙周炎，经过治疗，有牙周组织减量，或者曾罹患牙龈炎，经过治疗，牙周组织完整的患者。

（2）牙龈炎[②]。

全口PD≤3 mm，且BOP（+）≥10%，可能存在附着丧失。

由牙菌斑生物膜与宿主的免疫炎症反应相互作用而导致的牙龈炎症性病变，炎症局限于牙龈、未累及牙周附着组织（牙骨质、牙周膜和

① CHAPPLE I L C, DOMMISCH H, CLOGAUER M, et al. Periodontal health and gingival diseases and conditions on an intact and a reduced periodontium: consensus report of workgroup 1 of the 2017 world workshop on the classification of periodontal and peri-implant diseases and conditions［J］. Journal of Periodontology, 2018, 89(Suppl 1): S74−S84.

② TROMBELLI L, FARINA T, SILVA C O, et al. Plaque-induced gingivitis: case definition and diagnostic considerations［J］. Journal of Periodontology, 2018, 89(Suppl 1): S46−S73.

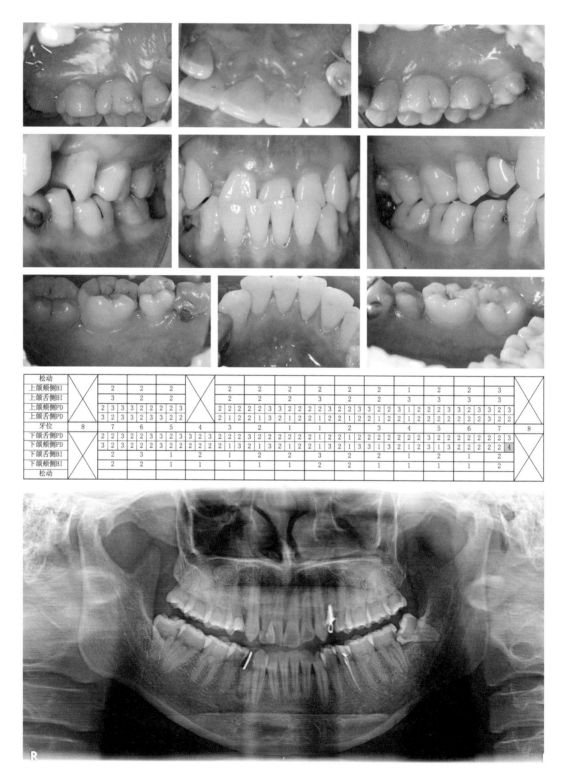

松动																	
上颌颊侧BI	✕		2		2		2			2		2		2		2	
上颌舌侧BI	✕		3		2					2		2		2		3	
上颌颊侧PD	✕		2 3 3	3 2 2	2 2 3		2 2 2	2 2 3	2 2 2	2 2 3	2 2 2	3 2 2	2 2 3	3 2 3		3 3 2 3	
上颌舌侧PD	✕		3 2 3	3 2 3	3 2		2 1 2	2 1 3	2 1 2	2 1 2	2 1 2	2 1 2	2 1 2	2 2 2		2 2 3 2 2	
牙位	8		7		6		5		4		3		2		1	1
下颌颊侧PD	✕		2 2 3	2 2 3	2 2 3		2 2 2	2 2 3	2 2 2	2 1 2	2 1 2	2 1 2	2 2 3	2 2 2		2 2 3	
下颌舌侧PD	✕		3 2 2	2 2 3	2 2 2		2 1 3	2 1 3	2 1 2	2 1 3	2 1 3	3 1 3	2 1 2	3 2 2		2 2 2	
下颌舌侧BI	✕		2		3	1		2		1		2		3		2	
下颌颊侧BI	✕		2		2	1		1		1		2		1		1	
松动																	

图10 "菌斑性龈炎"及其他牙周状况

注: 此患者39岁, 女性, 个体水平诊断为"(存在其他影响因素的)菌斑性龈炎"。同时, 该患者存在牙周生物型(薄型)、(前牙区)原发性𬌗创伤以及(右下第一前磨牙)局部修复体相关因素。

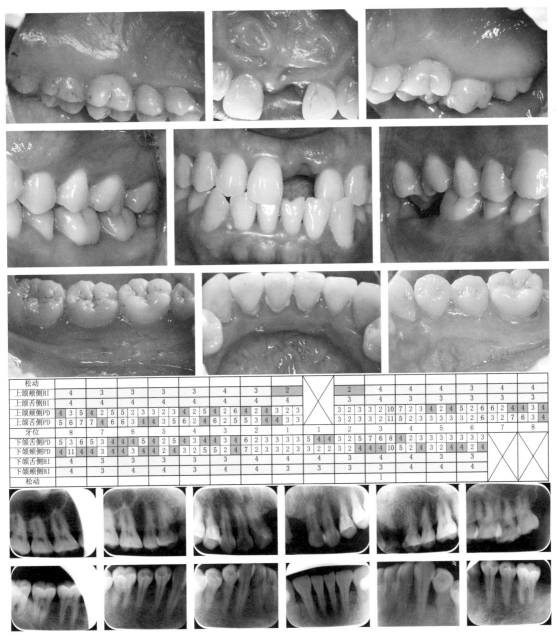

图11　"牙周炎"及其他牙周状况

注：此患者35岁，男性，个体水平诊断为"广泛型牙周炎，Ⅲ期，C级"。同时，该患者存在影响牙周支持组织的系统性疾病或状态——糖尿病、牙周脓肿（33）以及继发性殆创伤（前牙区）。

牙槽骨），且炎症未延伸到膜龈联合，通过减少龈缘及其根方牙菌斑的量，炎症可逆。牙龈炎可能存在于牙周组织完整、牙周组织减量的牙周炎以及非牙周炎患者。

牙龈炎分型：根据BOP（＋）位点百分比分型，10%～30%为局限型，大于30%为广泛型。

（3）牙周炎[1][2]。

首先，存在PD≥4 mm位点，且PD=4 mm位点中，有BOP（+）状况。其次，不相邻的2颗牙存在邻面附着丧失，或者2颗以上的牙齿存在颊舌侧大于等于3 mm的附着丧失，且同一位点PD≥3 mm（见图12）。

排除：① 创伤导致的牙龈退缩；② 龋病至根面；③ 与第三磨牙相关的第二磨牙远中附着丧失；④ 髓病及根尖周病损以龈缘处牙周组织为排脓途径；⑤ 根纵折。

分型：依受累牙数量和分布分为切磨牙型（仅切牙及磨牙受累）、局限型（少于30%的牙齿受累）和广泛型（超过30%的牙齿受累）。

分期：依疾病的严重程度及病情的复杂程度分Ⅰ～Ⅳ期，主要指标有最大邻面CAL、影像学骨吸收位置、因牙周炎失牙数、最大PD、牙槽骨吸收形态、根分叉受累程度、缺牙区牙槽骨缺损程度、牙齿移位、咬合及咀嚼情况等。

分级：依疾病进展速度、风险以及对治疗的反应分为A～C级。对疾病进展速度的判断需建立在纵向评估患者牙周组织的基础上，对于缺乏以往牙周状态记录以及间接证据的患者首先定为B级，以此为基础，在获得更多影像学资料以及纵向牙周状态随访资料的基础上，评估患者的疾病进展级别。判断疾病进展的指标包括：① 作为首要指标的直接证据随访资料（X线片或者CAL记录）；② 作为首要指标的间接证据记录（骨丧失百分比/年龄以及个体疾病的表现型）；

③ 作为修正指标的危险因素（吸烟和糖尿病）；④ 反映系统炎症状态的C反应蛋白（c-reaction protein，CRP）；⑤ 唾液、龈沟液、血清中的标志物有望成为判断指标，但目前尚处于研究阶段。

控制程度评估：根据牙周炎控制程度分为稳定、缓解、未完全控制3种情况。

牙周炎治疗后稳定者亦相当于牙周临床健康，即PD在1～4 mm，且BOP（+）＜10%，PD=4 mm的位点BOP（-）。

牙周炎治疗后缓解控制者亦相当于牙龈炎，满足PD≤4 mm，且BOP（+）≥10%，PD=4 mm的位点BOP（-）。

牙周炎未完全控制者，满足PD≥5 mm或者PD≥4 mm 且PD=4 mm位点BOP（+）。

全口牙周炎症诊断之下的疾病和状态

全口水平的"牙周健康""牙龈炎""牙周炎"3种牙周炎症状态诊断，并不能反映患者牙周情况的全貌。

就个体而言，还可能存在包括坏死性牙周病和牙周脓肿在内的急性病损、影响牙龈或者牙周支持组织完整性和炎症反应性的全身疾病或状况、局部位置可能存在某些膜龈异常或者状态、咬合创伤以及修复体或牙齿相关促进因素等，这与前述全口牙周组织炎症状况的诊断一起构成牙周情况的全貌（见图13）。

在日常的诊疗中，临床医师可能只看到全

① TONETTI M S, GREENWELL H, KORNMAN K S, et al. Staging and grading of periodontitis: framework and proposal of a new classification and case definition［J］. Journal of Periodontology, 2018, 89(Suppl 1): S159-S172.
② PAPAPANOU P N , SANZ M, BUDUNELI N, et al. Periodontitis: consensus report of workgroup 2 of the 2017 world workshop on the classification of periodontal and peri-implant diseases and conditions［J］. Journal of Periodontology, 2018, 89(Suppl 1): S173-S182.

诊断标准: 不相邻的2颗牙存在邻面附着丧失,
　　　　　或者2颗以上牙齿存在颊舌侧≥3mm的附着丧失,且同一位点探诊深度≥3mm。
排除标准: ①创伤导致的牙龈退缩; ②龋病至根面; ③与第三磨牙相关的第二磨牙远中附着丧失;
　　　　　④髓病及根尖周病损以龈缘处牙周组织为排脓途径; ⑤根纵折。

分型: 受累牙齿数量和分布		
局限型: < 30%牙齿受累	广泛型: ≥ 30%牙齿受累	切-磨型: 仅切牙、磨牙附着丧失

分期: 疾病的破坏程度及治疗的复杂性					
分期		Ⅰ期	Ⅱ期	Ⅲ期	Ⅳ期
严重程度	最大邻面CAL	1~2 mm	3~4 mm	≥5 mm	≥ 5 mm
	影像学骨吸收至	冠1/3 (<15%)	冠1/3 (15%~33%)	中1/3 (33%~66%)	根尖1/3 (>66%)
	因牙周炎失牙数	无	无	≤4	≥5
复杂程度	局部状况	最大PD≤4 mm; 以水平型骨吸收为主	最大PD≤5 mm; 以水平型骨吸收为主	在Ⅱ期状态基础上: PD≥6 mm; 垂直型骨吸收≥3mm; Ⅱ度或Ⅲ度根分叉病变; 缺牙区中度牙槽骨缺损	在Ⅲ期状态基础上: 需要更复杂的修复治疗; 咀嚼功能障碍; 继发咬合创伤(2度及以上松动); 缺牙区重度牙槽骨缺损; 咬合紊乱; 牙齿移位; 余留牙少于20颗(10对咬合牙)

分级: 疾病进展的速度或者风险; 对治疗的反应					
分级			A级 慢速进展	B级 中速进展	C级 快速进展
首要指标	直接证据: 影像学或CAL随访资料		5年中无进一步附着丧失证据	5年中附着丧失<2mm	5年期间附着丧失≥2mm
	间接证据	骨丧失百分比/年龄	<0.25	0.25~1.0	>1.0
		个体表现	大量菌斑沉积伴低水平破坏	破坏程度与菌斑量相称	破坏程度超过菌斑沉积量, 有快速进展阶段表现和(或)早发表现(切-磨型; 对常规治疗反应不佳)
修正指标	危险因素	吸烟	不吸烟	吸烟, <10支/日	吸烟, ≥10支/日
		糖尿病	血糖正常或未诊断为糖尿病	糖尿病患者且糖化血红蛋白<7%	糖尿病患者且糖化血红蛋≥7%
相关全身状况	系统炎症状态	超敏CRP	<1mg/L	1~3 mg/L	>3 mg/L
生物标志物	CAL/骨丧失标志物	唾液, 龈沟液, 血清	?	?	?

控制程度: 目前牙周炎控制程度		
稳定(牙周临床健康): PD≤4 mm, 且BOP(+) < 10%, PD=4 mm的位点BOP(−)	缓解(牙龈炎): PD ≤ 4mm, 且BOP(+) ≥ 10%, PD=4 mm 的位点BOP(−)	不稳定(未控制): PD≥5 mm, 或者PD ≥ 4 mm, 且PD=4 mm 的位点BOP(+)

图12　牙周炎诊断标准与分型、分期、分级、控制程度详解

全口牙周炎症诊断之下的疾病和状态
存在影响菌斑性龈炎的因素
存在诱发牙龈肥大的药物因素
非牙菌斑诱导的龈病
影响牙周支持组织的系统性疾病或状况
发育性或后天获得性口腔牙周状况（膜龈状态、咬合创伤、牙和修复体相关因素）
急性牙周病损（坏死性牙周病、牙周脓肿）
牙髓牙周联合病变

图13　全口牙周炎症诊断之下的疾病和状态

口牙周炎症状态，而没能全面发现炎症状态下的局部或者全身问题，从而未能形成对患者牙周全貌的完整认知，陷入"洁治""刮治""宣教"的日常重复，而不能实现理想的诊疗效果。

在2017年的新分类会议上，专家们对目前有关上述疾病/状况的相关文献进行了综述①②③④⑤⑥⑦，并一一归类加以分析。全身性疾病的归类中，首次使用了国际疾病分类（International Classification of Diseases, ICD）第10版（ICD-10，1994年，日内瓦）的疾病名称描述，实现了该牙周分类体系与全身性疾病国际分类体系在疾病名称上的一致性。

图14～图18列举了这些疾病和状态。

这些全身与局部状态，或为全口/局部牙周炎症的危险因素，医师需识别、理解它们在牙周炎症中的角色，并分析干预这些危险因素的可能和时机；或为相对独立于牙周炎症的局部疾病和状态，需要医师识别并判断其原因，判断是否有干预的可能和时机；或为相对独立于牙周炎症的全身性疾病，却是患者此时最应解决的重大问题，医师更应尽早识别，为患者的诊疗方向提供合适的建议。

① HERRERA D, TETAMAL-VALDES B, ALONSO B, et al. Acute periodontal lesions (periodontal abscesses and necrotizing periodontal diseases) and endo-periodontal lesions［J］. Journal of Periodontology, 2018, 89(Suppl 1): S85-S102.

② MURAKAMI S, MEALEY S L, ANGELO M A, et al. Dental plaque-induced gingival conditions［J］. Journal of Periodontology 2018, 89(Suppl 1): S17-S27.

③ HOLMSTRUP P, PLEMONS J, MEYLE J. Non-plaque-induced gingival diseases［J］. Journal of Periodontology, 2018, 89(Suppl 1): S28-S45.

④ ALBANDAR J M, SUSIN C, HUGHES F J. Manifestations of systemic diseases and conditions that affect the periodontal attachment apparatus: case definitions and diagnostic considerations［J］. Journal of Periodontology, 2018, 89(Suppl 1): S183-S203.

⑤ CORTELLINI P, BISSADA N F. Mucogingival conditions in the natural dentition: narrative review, case definitions, and diagnostic considerations［J］. Journal of Periodontology, 2018, 89(Suppl 1): S204-S213.

⑥ FAN J, CATON J K. Occlusal trauma and excessive occlusal forces: narrative review, case definitions, and diagnostic considerations［J］. Journal of Periodontology, 2018, 89(Suppl 1): S214-S222.

⑦ ERCOLI C, CATON J G. Dental prostheses and tooth-related factors［J］. Journal of Periodontology, 2018, 89(Suppl 1): S223-S236.

菌斑性龈炎的影响因素							
全身系统状态						口腔内菌斑滞留因素	
性激素水平				高血糖	白血病 吸烟 营养	龈下边缘修复体	唾液减少
青春期	妊娠	生理周期	口服避孕药				

诱发牙龈肥大的口服药			
某些抗癫痫药物	某些钙通道阻断药物	某些免疫调节药物	大剂量口服避孕药

图14　菌斑性牙龈炎的影响因素与诱发牙龈肥大的药物因素

遗传性/发育性异常	内分泌、营养及代谢性疾病
遗传性牙龈纤维瘤	维生素C缺乏

特异性感染	创伤性病损
细菌感染:坏死性牙周病、淋病奈瑟菌、苍耳密螺旋体、结核分枝杆菌、链球菌 病毒感染:柯萨奇病毒、单纯疱疹Ⅰ型和Ⅱ型、水痘带状疱疹病毒、传染性软疣病毒、人乳头状瘤病毒 真菌感染:白色念珠菌、其他真菌	化学性(毒物)损伤:酸蚀、洗必泰、乙酰水杨酸、可卡因、过氧化氢、牙膏成分、多聚甲醛或氢氧化钙 物理/机械性创伤:摩擦性角化病、刷牙引起的牙龈溃疡、人为自伤 黏膜热损伤:烧灼伤

反应性过程	肿瘤
牙龈瘤:纤维性龈瘤、钙化成纤维细胞肉芽肿、化脓性肉芽肿、巨细胞肉芽肿	癌前病变:白斑、红斑 恶性肿瘤:鳞状细胞癌、白血病细胞浸润、淋巴瘤

免疫及炎症状态和损伤	牙龈色素沉着
超敏反应:接触性过敏、浆细胞牙龈炎、多发性红斑 皮肤黏膜自身免疫性疾病:寻常天疱疮、类天疱疮、扁平苔藓、红斑狼疮 肉芽肿性炎性病变:克罗恩病、结节病	药物引起的色素沉积:抗疟药和米诺环素 银汞合金 烟草性色素沉积 牙龈色素沉着/黏膜黑斑

图15　非菌斑诱导的龈病

完整认识患者的牙周全貌,也可帮助我们分析清楚各阶段诊疗效果的各项影响因素,并寻求提高疗效的途径。获得患者牙周全貌的方法在于有条理地收集病史、一步步地进行全面检查、逐个项目地整理病情、研读相关状况的循证证据以及整个疗程中的动态观察思考。

牙周病新分类思维导图

在理解了2018年牙周病新分类的立体层次的基础上,参考图19,可获得**对患者牙周状态的清晰完整的诊断**。

通过影响牙周组织炎症反应成为牙周破坏主因的系统性疾病					
遗传性异常				获得性免疫异常	炎症性性病
与免疫异常相关的疾病	影响口腔黏膜和牙龈组织的疾病	影响结缔组织的疾病	内分泌和代谢异常疾病	获得性中性粒细胞减少症、HIV感染	获得性大疱性表皮松解症、炎症性肠病、关节炎(类风湿关节炎、骨关节炎)
唐氏综合征、白细胞黏附缺陷综合征、乳头瘤综合征、Haim Munk综合征、切迪克-希加什综合征、严重中性粒细胞减少症、原发性免疫缺陷病、科恩综合征	大疱性表皮松解症(营养不良性大疱性表皮松解症或Knter综合征)、纤溶酶原缺乏症	Ehlers Danlos综合征(Ⅳ型、Ⅷ型)、血管性水肿(C1抑制剂缺陷)、系统性红斑狼疮	糖原贮积病、高雪氏症、低磷血症、低磷酸盐血症佝偻病、Hajdu Cheney综合征、糖尿病、肥胖、骨质疏松症		

影响牙周病发病机制的系统性疾病
情绪应激与抑郁、吸烟(尼古丁依赖)、药物治疗

独立于牙周炎的致牙周破坏的系统性疾病		
其他可能影响牙周组织的疾病	肿瘤	
肉芽肿病和多血管炎、朗格汉斯细胞组织细胞增多症、巨细胞肉芽肿、甲状旁腺功能亢进、系统性硬化症(硬皮病)、消失性骨病(Gorham-Stout综合征)	牙周组织的原发性肿瘤	牙周组织的继发性转移瘤
	口腔鳞状细胞癌、牙源性肿瘤、牙周组织的其他原发性肿瘤	

图16　影响牙周支持组织的系统性疾病或状况

牙齿周围的膜龈异常及状态				
牙周生物型	牙龈/软组织退缩	角化龈缺失	前庭沟深度降低	牙龈过多
分为:①薄扇贝型;②厚扇贝型;③厚平型	需考量:①颊舌面牙龈位置;②邻面牙龈位置;③Cario牙龈退缩分类;④牙龈厚度;⑤牙龈宽度;⑥牙根表面缺损;⑦美观要求;⑧牙本质敏感程度	系带/肌肉位置异常 颜色异常		包括:①假性牙周袋;②龈缘形态不均匀;③牙龈过度暴露;④牙龈肥大

咬合创伤		
原发性殆创伤	继发性殆创伤	正畸力(下的殆创伤)
在牙周支持组织(附着水平和骨组织)正常的情况下,由于过大的咬合力造成牙周支持组织(牙周膜、牙槽骨和牙骨质)改变的损伤	在牙周支持组织(附着水平和骨组织)减少的情况下,正常或过大的咬合力造成牙周支持组织(牙周膜、牙槽骨和牙骨质)改变的损伤	目前研究证据认为,正畸治疗对牙周组织有微小的损伤

修复体和牙齿相关因素改变或增加了牙菌斑性牙龈炎/牙周炎的罹患易感性	
局部牙齿相关因素	局部修复体相关因素
菌斑滞留因素:釉突/釉珠、发育沟、部分牙/牙根折、牙齿拥挤;证据尚不充分的牙齿因素:牙齿位置、根间距、接触点丧失	固定/活动修复体对牙周支持组织影响与否以及影响机制等问题,尚无定论

图17　发育性或后天获得性口腔牙周状况——膜龈状态、咬合创伤、牙和修复体相关因素

急性牙周病损			
坏死性牙周病			牙周脓肿
坏死性牙龈炎	坏死性牙周炎	坏死性口腔炎	根据临床特征，即局限的牙龈红肿及探诊出血溢脓、深牙周袋、疼痛以及动度增加等，结合X线检查牙周破坏情况做出诊断
以牙龈组织坏死和溃疡为特征的牙龈乳头的急性炎症过程，出现牙龈出血和疼痛，可伴有口臭、假膜、淋巴结肿大、发热和流涎	以牙间乳头坏死、溃疡、牙龈出血、口臭、疼痛和快速骨丢失为特征的牙周破坏。可伴有假膜形成、淋巴结肿大和发热等	牙周和口腔软组织坏死范围超过牙龈的严重的炎症性口腔状态，一些骨缺损可由牙槽黏膜的坏死病灶波及，通常发生在有严重系统损害的患者。可能发生在坏死性牙龈炎/牙周炎病变之前	

牙周-牙髓联合病变
同一颗牙存在牙周病变和牙髓病变，且互相融合连通，感染可源于牙髓，也可源于牙周，或两者独立发生，然而病变相互通联

图18　急性牙周病损与牙周-牙髓联合病变的临床特征

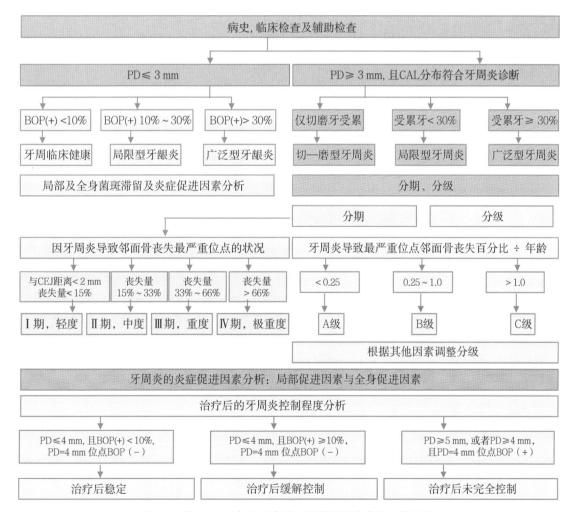

图19　基于2018年新分类的牙周状态临床诊断思维导图

04　关键本领——梳理患者的治疗需要与危险因素

仅从牙周状态来看,几乎所有的成人都有牙周干预的指征。但是否需要干预、何时干预、选择哪些干预方式以及预测转归,则不仅取决于患者牙周状态本身,而且还要建立在对患者状态全面梳理与治疗需要分析的基础上。

对以下6个问题的整理和分析,构成了对患者病情状态全面认识的过程。

问题一：患者的诉求

患者的第一诉求是临床医师应首先明确的关键。

对于以寻求牙周健康为主诉要求的患者,如大部分以牙龈出血、咬合无力、牙齿松动等为诊疗诉求的患者,不难把握其主诉症状与牙周状态的关系。临床上,无论全科医师,还是牙周医师,经常遇到的状况是患者的第一诉求并非针对牙周症状,更可能是寻求牙体病治疗、缺失牙的牙列修复治疗以及正畸治疗等。

初诊时,患者对自己的牙周状况大多没有充分认识,只是根据日常生活中所获的信息猜测自己存在牙周问题,或者被动地由(专科或者全科)医师识别出其牙周状况不良,不适合直接进行牙体、修复、正畸等治疗。

患者第一诉求的多样性往往带来在同样的牙周炎症程度下,不同诉求的患者对自身牙周问题的理解程度以及对牙周治疗配合程度的巨大差别。临床医师要明晰患者的诉求,明晰患者本身对牙周状态和对牙列状态的期待程度。

牙周状态的理想目标是牙周临床健康,但从患者角度而言,可能修复、正畸的需求占据了重要位置。医师要实时了解这一状况,评估其牙周状况与牙周临床健康的理想目标之间的差距与改善的途径。当牙周临床健康难以实现时,要寻求最小牙周风险与满足患者期待之间的平衡点,并且帮助患者理解各种治疗时机以及治疗决策的优劣。

例如,前文图3中的患者,迫切希望以种植修复方式解决上颌牙列缺损,临床医师认识到其存在严重的、未控制的牙周炎症,存在吸烟、夜磨牙等状态,希望患者控制牙周炎症、戒烟、改善余留牙咬合状况后再行种植治疗干预,以减少种植失败的风险。然而,患者方面愿意付出的等待时间和戒烟的努力以及患者菌斑控制的能力有限;医师方面,对其咬合与炎症状态的干预能力和程度有限,从而难以实现"临床健康"的理想目标。如果依然进行种植修复牙列缺损,患者种植牙和天然牙本身存在远期发生炎症以及炎症加重,乃至种植治疗失败的风险[1]。因此在诊疗过程中,医师应围绕其第一诉

---

[1] SCHWARZ F, DERKS J, MONJE A, et al. Peri-implantitis [J]. Journal of Periodontology, 2018, 89(Suppl 1): S267−S290.

求,动态评价患者的治疗风险,在循证原则下,评价自身和患者对各阶段不同临床决策下可能出现的临床问题的接受程度。如果医师选择在未能实现"临床健康"或未能实现"牙周炎控制"状态时,为患者进行种植修复,那也是选择和患者**一起面对**相应的各种风险。

问题二:患者的全身状态

患者对牙周治疗的耐受能力如何? 综合全身状况与牙周治疗中局部麻醉风险以及治疗后出血、感染等风险的相关性分析,临床上可**参考美国麻醉医师协会(American Society of Anesthesiologists, ASA)所发布的全身健康状态分级,评估患者对牙周基础治疗的耐受程度;依中华口腔医学会牙周病学专业委员会发布的专家共识,针对患者全身特殊情况采取相应的对应方案**①②③。

ASA Ⅰ 级: 正常健康者,无全身系统性疾病。患者不吸烟,不饮酒,或者少量饮酒,无或者很少焦虑。可进行常规局麻下牙周基础治疗。

ASA Ⅱ 级: 轻微的系统性疾病者,重要器官有轻度病变,但代偿功能健全。如吸烟、嗜酒、妊娠、肥胖(BMI 30 ～ 40)、控制良好的糖尿病或高血压患者、轻度肺病等。可视需要进行局麻下牙周基础治疗。在选择治疗器械时,应注意评估患者呼吸状况是否耐受超声/声波及喷砂所产生的水雾,评估患者是否可耐受喷砂粉/抛光膏的成分。

ASA Ⅲ 级: 患者有严重的系统性疾病,重要器官功能受损,但仍在代偿范围内。如控制不良的糖尿病或者高血压、慢性阻塞性肺病、肥胖(BMI ≥ 40)、活动性肝炎、酒精依赖、植入心脏起搏器、定期透析、心肌梗死史(＞3个月)、脑血管意外(＞3个月)、短暂性脑缺血发作(＞3个月)、冠状动脉疾病(coronary artery disease,CAD)/植入支架(＞3个月)等。应优先考虑全身状态的诊疗干预,实施有限的牙周基础治疗。

ASA Ⅳ 级: 患有对生命构成持续威胁的严重全身性疾病的患者。如心肌梗死史(＜3个月)、脑血管意外(＜3个月)、短暂性脑缺血发作(＜3个月)、冠状动脉疾病/植入支架(＜3个月)、持续性心脏缺血或严重瓣膜功能障碍、射血分数严重降低、败血症、弥散性血管内凝血、急性呼吸系统疾病或未行定期透析的终末期肾病。应避免仅采取普通牙周干预;可在诊所或者口腔科行无创的急性期处理,综合医院行有创的急性期处理;须行内科会诊。

ASA Ⅴ 级: 病情危重,濒临死亡者。如腹/胸动脉瘤破裂、严重创伤、严重颅内出血、严重心肌损伤或多器官功能障碍合并肠缺血等。

---

① ASA Physical status classification system［EB/OL］. (2014−10−15)［2019−06−03］. https://www.asahq.org/standards-and-guidelines/asa-physical-status-classification-system.
② ASA Physical status classification system for dental patient care 2019［EB/OL］.［2019−06−03］. http://www.dhed.net/ASA_Physical_Status_Classification_SYSTEM.html.
③ 中华口腔医学会牙周病学专业委员会. 重度牙周炎诊断标准及特殊人群牙周病治疗原则的中国专家共识［J］. 中华口腔医学杂志,2017,52(2):67−71.

牙科处理仅限于姑息范围。

ASA Ⅵ级：已宣告脑死亡且将要进行器官摘除的患者。

对于具体的疾病和状态，如高血压、糖尿病、凝血指标异常（血小板、国际标准化比值）、肿瘤放化疗者，专家共识给出了具体循证意见[①]，医师可参考这些原则，进行相应的处理（见表1）。

表1　常见全身状况的牙周处理原则

指标		牙　周　治　疗	备　　注
血压	收缩压140～149 mmHg或者舒张压90～99 mmHg	同健康者，并监测血压	注意血压的检测、疼痛和焦虑的控制以及血管收缩剂的使用
	收缩压160～179 mmHg或者舒张压100～109 mmHg	选择性牙周非手术治疗，每次就诊测量血压	
	收缩压≥180 mmHg或者舒张压≥110 mmHg	立即内科治疗，牙周仅行急症处理	
血糖	糖尿病史，空腹血糖4.4～6.1 mmol/L，糖化血红蛋白<6.5%	同健康者	注意控制治疗时间、控制焦虑和行口腔健康指导
	空腹血糖6.1～7 mmol/L，糖化血红蛋白6.5%～7.5%	同健康者，注意牙周手术时抗生素的应用，注意术后饮食	
	空腹血糖7～11.4 mmol/L，糖化血红蛋白>7.5%，有并发症或者大剂量胰岛素使用	暂缓牙周治疗，如无法推迟，进行牙周基础治疗时，应预防性应用抗生素，慎用含肾上腺素局麻药，不建议牙周手术	
	空腹血糖>11.4 mmol/L	仅牙周急症对症处理，血糖控制后再行牙周治疗	
凝血状况	血小板<60×10⁹/L，或者INR≥1.5～2.0	不宜行牙周治疗	无
	血小板<80×10⁹/L	不宜行牙周手术治疗	

注：INR为国际标准化比值（International Normalized Radio）。

问题三：牙周治疗相关的精神状态和局部状态

患者是否存在**"牙科恐惧症""颞下颌关节和/或张口度问题""咽部反射问题"**等与牙科治疗相关的精神状态和局部状态。

这些状态提示医师需采取适当措施（如口服药物镇静或者笑气吸入镇静用于牙科恐惧症），或择期牙周治疗（如需要首先诊疗关节问题），或调整治疗计划（如减少每次牙周诊疗时间，减少超声、喷砂等可能刺激咽部反射的治疗方式）等。

---

① 中华口腔医学会牙周病学专业委员会.重度牙周炎诊断标准及特殊人群牙周病治疗原则的中国专家共识［J］.中华口腔医学杂志，2017，52（2）：67-71.

问题四：牙周/牙体/牙列改善需要

医师应**从医者的角度评价患者的整体牙列情况**。这是一个尽量**客观分析**的过程，医师应避免夹杂主观希望患者做什么治疗的想法。

（1）是否存在需要急性处理的牙体和牙周问题？包括急性牙髓炎、急性根尖周炎、急性牙周脓肿、坏死性牙周病以及急性创伤相关问题。

（2）是否存在需行诊疗的牙体病？

（3）是否存在牙列/咬合异常，可能需适时调𬌗和（或）正畸干预以及可能的时机？

（4）是否存在牙列缺损，可能需适时行牙列修复治疗？

（5）目前牙周炎症水平与牙周临床健康的差距？[①]

（6）个别牙位是否存在继发于牙周炎的病变？包括逆行性牙髓炎、牙龈退缩和病理性牙齿移位等。

（7）拔牙考量：哪些牙齿已无保留价值，尽早拔除或者择期拔除为宜？哪些牙齿尚无法判断是否具有保留价值？

问题五：牙周病因因素及牙周组织炎症危险因素

"牙菌斑生物膜是牙周病的始动因素"，"牙石是正在或者已经钙化的菌斑等牙面沉积物，其表面为未矿化的菌斑"，这些是我们耳熟能详的牙周病的病因道理，也指导我们把去除牙面沉积物放在牙周病治疗的第一位。在很多临床机构，"菌斑控制、洁牙和刮治"成为牙周病治疗的全部内容，甚至形成了"教患者刷牙""给患者洗牙"的定式，而忽略了对其他病因因素和危险因素的分析与干预。

诚然，牙齿表面的沉积物最容易被发现，也是最重要的病因因素。把这些沉积物去除干净后，可以给患者带来"立竿见影"般的炎症性出血等症状的改善。但是，如果没有从诊疗之初全面分析其他病因因素和危险因素，分析哪些因素可以干预、哪些因素不能干预，就会错过与患者沟通、帮助患者理解疾病的最初时机，也可能遗漏可以进行更多干预的措施，或者忽视"无法干预"因素的存在，最终也难以判断是否真正实现了就某位患者而言最佳的牙周治疗转归。

危险因素是指增加疾病发生可能性的因素，也就是改变疾病过程的因素，但并非疾病的必然原因。

从2018年新分类相关的综述以及新分类本身可以获得有循证意义的、需要排查的全身危险因素以及局部危险因素（见图20）。我们需识别、理解它们在牙周炎症中的角色，并分析干预这些危险因素的可能性和时机。

值得注意的是，牙周病的危险因素可从个体、牙列、牙齿和位点等多方面，对疾病的发生发展以及治疗效果发生影响，因而需要医师在疾病诊疗的各阶段，从多方面进行动态把握。

把"牙周病是**多因素**炎症性疾病"这个概念贯穿在诊疗的过程中，刻意寻找、核对全身和局部性的可能危险因素，判断能否进行干预以及干预措施的利弊，才能帮助医师做出更合理的牙周治疗方案，促使医患双方共同理解、接受

[①]　牙周临床健康：全口 PD ≤ 3 mm，且 BOP（＋）＜ 10%。

局部危险因素	全身危险因素	
	常见的疾病/状态	少见的疾病/状态
唾液减少 角化龈缺失 前庭沟深度降低 异常系带/肌肉附着 牙齿相关因素：釉突/釉珠、发育沟、牙折、牙齿拥挤 咬合创伤 修复体龈下边缘 证据尚不充分的牙齿相关因素：牙齿位置、根间距、接触点丧失	糖尿病 性激素（青春期、妊娠期） 骨质疏松症 情绪应激与抑郁 吸烟 肥胖 药物诱发牙龈肥大 维生素C缺乏	遗传性免疫性疾病 遗传性结缔组织性疾病 遗传性代谢性疾病 获得性免疫异常 炎症性疾病

图20　牙龈炎/牙周炎的危险因素分析

每一阶段的治疗结果，共同面对每一项干预措施的风险与获益。

问题六：相对独立于牙周组织炎症的牙周状态

一些疾病或者状态的存在是与牙周组织的炎症相对独立的，但可在牙龈或者牙周支持组织中有所表现。根据2018年牙周病新分类及相关综述所整理的、相对独立于牙周组织炎症的牙周局部状态和全身状态，如图21所示。

相对独立于牙周组织炎症的疾病/状态
牙周生物型 牙龈/软组织退缩 角化龈缺失 前庭沟深度降低 系带/肌肉位置异常 牙龈过多 牙龈颜色异常 牙龈瘤 遗传性牙龈纤维瘤 细菌、病毒、真菌等导致的特异性感染 免疫炎症状态和损伤 物理、化学、热灼等损伤性牙龈病损 原发性或者转移性肿瘤 其他可能表现在牙周组织的疾病

图21　相对独立于牙周组织炎症的疾病/状态

部分患者以这些相对独立于牙周组织的状态，而非以牙龈/牙周炎症状态为第一诉求就诊，其中有些疾病/状态需要在炎症控制后进行主诉干预（见图22和图23），或者需要与口腔其他专科医师配合诊疗（见图24），甚至需尽早识别并转诊转相关疾病专业医师（见图25～图27），有些状态则暂时不需要干预（见图28），这要求医师**清晰地识别和分析**。

识别和排除这些疾病/状态，帮助患者寻找合适的就诊途径，**需要医师带着专业上的探索精神，认真观察、记录和思考。**而文献阅读积累、收集病史与临床检查的良好习惯、合理的诊疗流程与节奏、积极与同行交流、对患者的真切关注与坚持随访都是医师提高临床思维和判断能力的重要途径。

按照上述过程在整体分析患者的治疗需要与牙周危险因素的过程中，会发现多数患者不仅有牙周炎症的治疗需要，而且还有全身行为习惯、疾病诊疗、牙列和咬合功能的考量。牙周治疗不应局限于“菌斑控制、洁牙和刮治”，而应从更加全面的视野和角度来考量（见图29）。

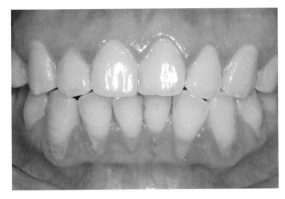

图22　下前牙牙龈退缩,需要在炎症控制后进行主诉　图23　右上后牙区牙龈瘤,需要在炎症控制后进行主
　　　干预　　　　　　　　　　　　　　　　　　　　　　　诉干预

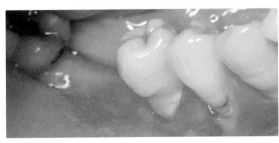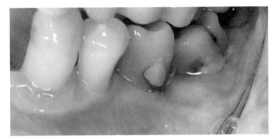

图24　口腔黏膜白纹伴角化龈缺失/狭窄,前庭沟变浅,需要与口腔黏膜医师配合诊疗

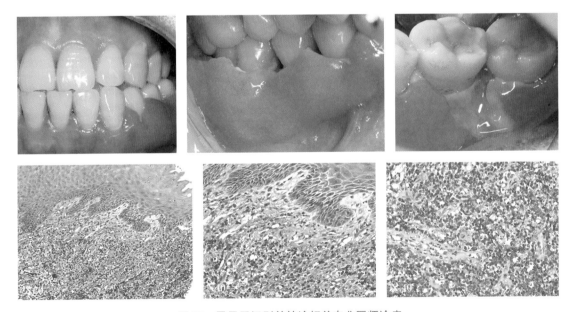

图25　需尽早识别并转诊相关专业医师诊疗

注:此患者41岁,女性,左下后牙颊侧牙龈肿胀2周就诊。临床见累及附着龈的局部牙龈红肿,其程度与菌斑沉积不相符合,且舌侧牙龈见淡黄色假膜覆盖。取袋内壁少量软组织活检提示"小圆细胞浸润,淋巴瘤可能",后确诊为"弥漫大B细胞淋巴瘤",转诊至外院诊疗。组织学染色图片中,绿色箭头所指为牙龈结缔组织中浸润的肿瘤性大B细胞,黄色箭头所指为纤维细胞,蓝色箭头所指为毛细血管。上海交通大学医学院附属第九人民医院口腔病理科王丽珍医师提供组织学图片,并指导读片。

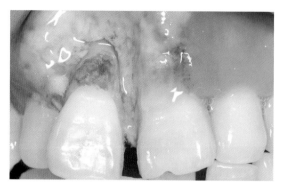

图26 需尽早识别并转诊相关专业医师诊疗

注：此患者50岁，女性，上前牙牙龈退缩伴溃疡，转诊口腔颌颌面外科确诊为淋巴瘤。

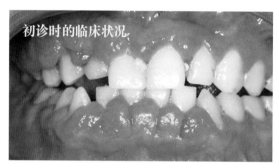

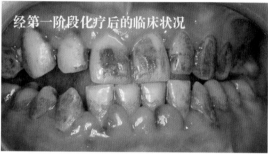

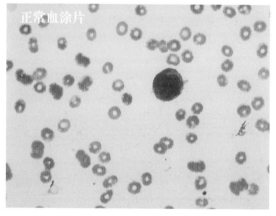

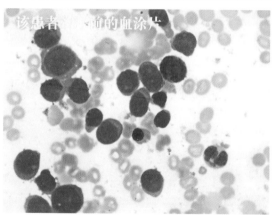

图27 需尽早识别并转诊相关专业医师诊疗

资料来源：上海交通大学医学院附属第九人民医院检验科陈琼医师提供血涂片资料。

注：此患者21岁，男性，牙龈肿胀出血就诊，血常规检查见异常细胞，转血液科确诊为白血病。

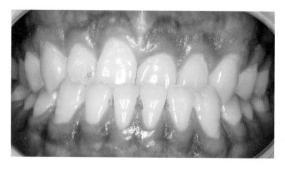

图28 暂时不需要干预的牙龈色素沉着

注：此患者29岁，男性，因牙龈"发黑"就诊，牙龈生理性色素沉着，暂时不需要干预。

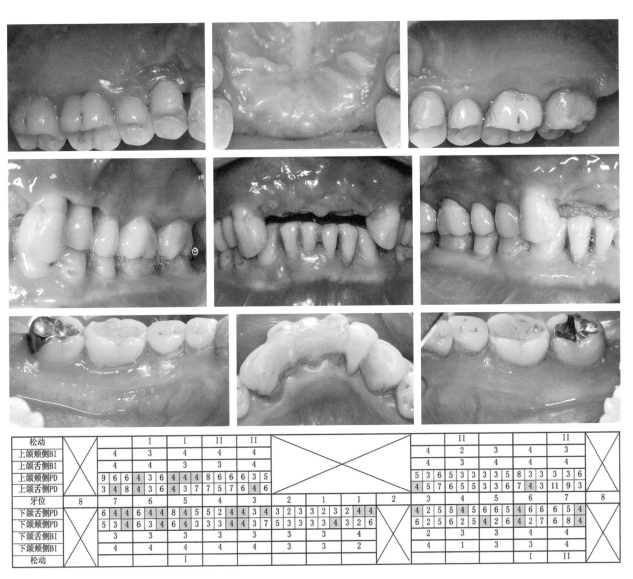

松动				I	I	II	II					II		II	
上颌颊侧BI			4	3	4	4	4		4	2	3	4	3		
上颌舌侧BI			4	4	3	4			4	3	4	4	4		
上颌颊侧PD			9 6 6	4 3 6	4 4 4	8 6 6	6 3 5		5 3 6	5 3 3	3 3 5	8 3 3	3 3 6		
上颌舌侧PD			3 4 8	4 3 6	4 3 7	7 5 7	6 4 6		4 5 7	6 5 5	3 3 6	7 4 3	11 9 3		
牙位	8	7	6	5	4	3	2	1	1	2	3	4	5	6	7	8
下颌舌侧PD		6 4 4	6 4 4	8 4 5	5 2 4	4 3 4	3 2 3	3 2 3	2 4 4	4 2 5	4 5 6	6 5 4	6 6 6	6 5 4		
下颌颊侧PD		5 3 4	6 3 4	6 4 3	3 3 4	4 3 7	5 3 3	3 3 4	3 2 6	6 2 5	6 2 5	4 2 6	4 2 7	6 8 4		
下颌舌侧BI		3	3	3	3	3	3	4	2	3	3	4	4		
下颌颊侧BI		4	4	4	4	3	3	2	4	1	3	4		
松动				I							I	II		

图29　从6个方面——梳理患者的治疗需要与危险因素

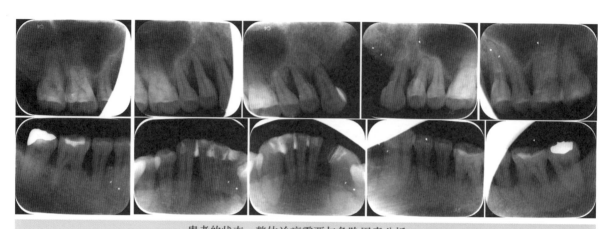

患者的状态、整体治疗需要与危险因素分析	
诉求	种植修复上颌缺牙
全身状态	ASA Ⅱ级，可视需要进行局麻下牙周基础治疗
牙周治疗相关的精神状态和局部状态	无"牙科恐惧症""颞下颌关节和/或张口度问题""咽部反射问题"等
牙周/牙体/牙列改善需要	需要立即处理的牙周和牙体问题	无
	需行择期诊疗的牙体病	27根尖周骨密度下降，需行牙髓状态评估
	咬合关系异常，可能需调𬌗或正畸干预	深覆𬌗，垂直距离不足，正畸干预可能减轻侧向力，提供修复空间
	牙列缺损，可能需修复治疗	12、11、21、22、32缺失，需修复
	目前牙周状态与牙周临床健康的差距	PD≥5mm 位点44.2%，BOP(+) 位点100%
	牙周炎的伴发病变	27 牙周—牙髓联合病变 (牙周来源)
	拔牙考量	27建议尽早拔除，余重症牙周炎患牙需择期再评估
牙周炎症病因因素及牙周组织炎症危险因素	病因因素	菌斑、牙石、色素等牙面沉积物
	全身危险因素	精神压力与情绪应激, 吸烟
	局部危险因素	咬合创伤(松动、深覆𬌗、夜磨牙相关的𬌗力异常)，26、27根间距
相对独立于牙周组织炎症的牙周状态		无

图29　从6个方面——梳理患者的治疗需要与危险因素 (续)

注：此病例为图3患者，按照患者诉求、全身状态、牙周治疗相关的精神状态和局部状态、牙周/牙体/牙列改善需要、牙周炎症病因因素及危险因素、相对独立于牙周炎症的状态6个方面梳理患者状况，进而形成更完整的治疗方案。

05 动态地判断牙周治疗预后

什么是预后？

预后是指预测疾病的可能病程和结果。预后是一个古老的话题。2 000多年前，希波克拉底撰写过论文《论预后》[1]，并指出，"培养医师的预后判断能力是一件很好的事情，因为在病人面前，发表对疾病的现在、过去和未来的分析和预见的医师，将更容易被认为了解病人的情况，也使人们将有信心向这样的医师倾诉自己的心声"。

现代医学从不同角度对预后进行了细致的划分，包括疾病的演进过程、终极状态、时间以及对患者生活质量的影响等。其目的在于认识疾病发展过程的规律，发现早期破译预后信息的方法；创设和运用有效的治疗手段，掌握诊疗的主动权；干预不良的自然预后，改善不良的治疗预后，从而提高医疗水平，进而提高患者的生活质量。可以说，预后探究是医学进步的动力之一。

牙周病的自然预后

1970—2010年间，Löe H和他的同事们对斯里兰卡两个茶园的480名（1970年）男性工人进行了纵向研究。在40年的研究期间，这些工人没有进行任何常规的口腔卫生措施，他们分别在1970年、1971年、1973年、1977年、1982年、1985年、1990年和2010年接受了完整的牙周临床检查，其结果反映了研究对象14～70岁年龄阶段牙周组织炎症发生发展的自然预后。

1985年，受检对象几乎所有的牙位均发生牙龈炎，纵向分析表明，8%的个体在35岁时平均CAL达到9 mm，失牙数为12颗，这些个体45岁时的平均近远中CAL达到13 mm，出现全口牙齿松动脱落；81%的个体在35岁时平均CAL为4 mm，这些个体45岁时CAL为7 mm，失牙数为7颗；11%的个体35岁时平均CAL不足1 mm，并以每年0.05～0.09 mm的速度缓慢递增，他们在45岁时几乎没有牙齿丧失[2]。2010年，75名受检者平均因牙周病失牙数为13.1颗，其中12位已经全口失牙，只有4位受检者没有因牙周病失牙[3]。

这一研究表明，**牙周不良自然预后即随着牙周支持组织丧失而发生的牙齿丧失，同时疾病发展速度存在着因宿主易感性不同的个体差**

---

① The book of prognostic by Hippocrates［EB/OL］.［2019-06-03］. http://classics.mit.edu/Hippocrates/prognost.1.1.html.

② LÖE H, ANERUD A, BOYSEN H, et al. Natural history of periodontal disease in man. Rapid, moderate and no loss of attachment in Sri Lankan laborers 14 to 46 years of age［J］. Journal of Clinical Periodontology, 1986, 13(5): 431-445.

③ RAMSEIER C A, ANERUD A, DULAC M, et al. Natural history of periodontitis: disease progression and tooth loss over 40 years［J］. Journal of Clinical Periodontology, 2017, 44(5): 1182-1191.

异。考虑到伦理因素，这类前瞻性研究很难再重复，需以流行病学和病因学研究相结合的策略，获得对牙周病自然预后的深入认识。

牙周病的治疗预后

百年来的大量研究表明，在人群水平，通过现代牙周干预治疗，可以提高牙周健康程度，带来更多牙齿的长期保留。牙齿存留与否，除了病情本身之外，更由患者自身的心态（是否接受缺牙状态以及是否愿意面对后续牙列修复问题）和医师的决策导向决定。有价值的预后期待不仅限于牙齿存留，而且还应实现稳定、舒适和功能三方面的协调。因此，有学者认为，临床检查和放射学检查牙周组织所显示的**炎症停止、附着水平和牙槽骨量的稳定**，而非牙齿是否存留，应成为天然牙牙周病治疗干预的目标，也是牙周治疗预后的评价指标[1][2]。

在2017年牙周病分类国际研讨会上，对于个体水平的牙周健康状态以及治疗预后可能进行了循证分析[3][4]。菌斑性龈炎者，其理想的治疗预后期待是通过彻底去除局部病因因素和完善的口腔卫生及维护治疗，实现将PD控制在3 mm以内，BOP（+）百分比降低到10%以内，牙周附着完整性得以保持的临床健康状态。

牙周炎者治疗预后可能如下：

（1）牙周炎症稳定。通过对局部以及全身危险因素的控制，实现最小程度的探诊出血、最佳探诊深度与附着水平的改善，渐进性牙周破坏停止。此时患牙行使相应的功能，对邻牙、对𬌗牙等余留牙无明显不良影响。炎症临床指标满足PD 1～4 mm，且BOP（+）＜10%，PD=4 mm位点BOP（-）。这一状态也可归为牙周临床健康。

（2）牙周炎症缓解控制。虽然经过治疗获得一定程度的炎症消退和探诊深度与附着水平的改善，但因全身和（或）局部危险因素仍存在，并未实现牙周临床健康。炎症临床指标满足PD 1～4 mm，BOP（+）≥10%，且PD=4 mm位点BOP（-）。这一状态也可归为牙龈炎。

（3）牙周炎症未完全控制。虽然经过治疗后获得一定程度的炎症消退和探诊深度与附着水平的改善，但全身（如吸烟）和（或）局部危险因素（如牙菌斑控制不佳）仍存在，炎症并未达到理想控制的状态。炎症临床指标为PD≥5 mm或者PD≥4 mm，且PD=4 mm位点BOP（+）。

罗切斯特大学Caton等（2007）以牙周附着稳定、能舒适地发挥患牙功能为评价指标，建议对牙齿水平的牙周治疗预后按以下4个类别进行评估（见图30）[5]：

① KWOK V, CATON J G. Prognosis revisited: a system for assigning periodontal prognosis [J]. Journal of Periodontology, 2007, 78(11): 2063−2071.
② MCGUIRE M K, NUNN M E. Prognosis versus actual outcome. II. The effectiveness of clinical parameters in developing an accurate prognosis [J]. Journal of Periodontology, 1996, 67(7): 658−665.
③ TROMBELLI L, FARINA T, SILVA C O, et al. Plaque-induced gingivitis: case definition and diagnostic considerations [J]. Journal of Periodontology, 2018, 89(Suppl 1): S46−S73.
④ CHAPPLE I L C, DOMMISCH H, GLOGAUER M, et al. Periodontal health and gingival diseases and conditions on an intact and a reduced periodontium: consensus report of workgroup 1 of the 2017 world workshop on the classification of periodontal and peri-implant diseases and conditions [J]. Journal of Periodontology, 2018, 89(Suppl 1): S74−S84.
⑤ KWOK V, CATON J G. Prognosis revisited: a system for assigning periodontal prognosis [J]. Journal of Periodontology, 2007, 78(11): 2063−2071.

（1）期待预后（favorable）：综合牙周治疗和牙周维护措施，可以使牙齿的牙周状态保持稳定，未来牙周支持组织不再丧失。

（2）存疑预后（questionable）：牙周状态受局部和（或）系统因素的影响，这些因素可能可控，也可能不可控制。如果通过完整的牙周治疗与维护这些因素得到控制，牙周组织可实现稳定，否则牙周组织将继续破坏。

（3）非期待预后（unfavorable）：牙周状态受无法控制的局部和（或）系统因素的影响，即使进行完整的牙周治疗和维护，牙周组织也将继续破坏。

（4）预后无望（hopeless）：拔除患牙是最好的临床决策。

华盛顿大学Nunn等（1996）在对100位患者的2 484颗牙齿的回顾性研究中，使用了以下5个类别的预后判断[1]：

（1）预后良好（good）：病因因素控制，临床或放射学检查可见牙周支持组织足够，医患可相对容易地进行适当的维护。

（2）预后较好（fair）：临床或放射学检查可见附着丧失约25%，或者存在Ⅰ度根分叉病变，根分叉病变处解剖结构及探诊深度等条件允许医患适当维护，患者依从性好。

（3）预后不良（poor）：临床或放射学检查可见附着丧失约50%，根分叉病变处解剖结构及探诊深度等条件允许医患适当维护，但相对较难。

（4）预后存疑（questionable）：临床或放射学检查可见附着丧失超过50%，冠根比不良，根分叉病变Ⅱ度且较难维护，或者根分叉病变Ⅲ度，患牙Ⅱ度以上松动，明显的近根间距（root proximity）。

（5）预后无望（hopeless）：牙周附着不足以保留牙齿，建议选择拔除。

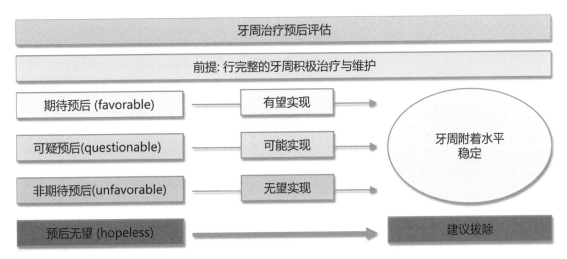

图30　Caton等牙周治疗预后评估建议

① MCGUIRE M K, NUNN M E. Prognosis versus actual outcome. II. The effectiveness of clinical parameters in developing an accurate prognosis [J] . Journal of Periodontology, 1996, 67(7): 658−665.

综合多方面因素动态地判断牙周病的治疗预后

是否实现治疗后牙周附着的稳定，是由患牙局部基线病情、牙与牙列水平因素以及包括环境和行为在内的多方面因素共同作用的结果（见图31）。评估预后就要从**个别牙病情、牙与牙列因素、总体因素**这三个方面考量。此外，**医源性因素**也是不能忽视的问题，这涉及医师对牙周操作的理解和实现程度的自我评估，也是不断自我审视、学习和提高的过程。

回顾性研究表明，总体水平控制得越好，个别牙的预后可预测性会越高。也就是说，同样病情的患牙，在患者菌斑控制执行良好、坚持按医嘱检查治疗、不吸烟等宿主状态以及完整

的治疗下，可能达到期待预后（favorable）即附着水平稳定，但在另一些依从性差或者伴有未控制的糖尿病等不良宿主环境下，可能其预后存疑（questionable），甚至出现牙周破坏进展，滑入非期待预后（unfavorable），乃至保留无望（hopeless）的状态。

同时，牙周附着的稳定，又是一个动态的预后概念。相关研究显示，预后类别发生变化多在基线后5～8年。因此，从概念上，可将5年作为短期预后和长期预后的界线[1][2][3]。

在临床实践中，应在患者治疗的几个阶段进行动态评估。

在做基线检查时，应根据初始状态和控制病因因素的可能性评估预期的治疗结果，并利用分析评估结果对患者进行控制可干预因素的指导，如菌斑控制、糖尿病控制和戒烟等。在

患者因素			医源性因素
个别牙病情	牙与牙列因素	总体水平因素	病情分析能力、医患沟通能力、各项操作技术水平与目标的实现程度
牙槽骨吸收程度 临床附着丧失程度 探诊深度 探诊出血状况 根分叉累及程度 牙齿的功能状态 炎症标志物水平 （不成熟）	釉突/釉珠 发育沟 牙齿拥挤 修复体相关因素 咬合相关因素 膜龈状态 牙齿位置、根间距、接触点丧失 （证据不充分） 消除上述因素的可能性与程度	患者的菌斑控制意愿和能力 患者坚持治疗的意愿和能力 吸烟/戒烟状态 糖尿病 骨质疏松症 情绪应激与抑郁 肥胖 服用可诱发牙龈肥大的药物 唾液减少 其他较少见的可能影响牙周组织炎症的疾病或者状态	

图31 判断预后的因素

[1] KWOKV, CATON J G. Prognosis revisited: a system for assigning periodontal prognosis [J]. Journal of Periodontology, 2007, 78(11): 2063−2071.
[2] BECKER W, BECKER B, BERG L. Periodontal treatment without maintenance: a retrospective study in 44 patients [J]. Journal of Periodontology, 1984, 55(9): 505−509.
[3] KALDAHL W, KALKWARF K, PATIL K, et al. Long-term evaluation of periodontal therapy: I. response to 4 therapeutic modalities [J]. Journal of Periodontology, 1996, 67(2): 93−102.

此阶段，对牙周破坏至根尖区的患牙，可能做出"预后无望"的判断，但笔者很少在此阶段建议患者拔除患牙（智齿以及明显影响邻牙炎症控制者除外），而是在说明病情的基础上，进行牙周基础治疗，治疗后再次评估其预后乃至确定拔除时机。

经基础治疗后，治疗预后的评估因素可能发生变化，或者在治疗过程中可能出现新的情况。此时，临床医师对患者的依从性水平了解更准确，对其全身因素和状况可能有新的发现，对患牙的治疗反应性和局部状态可能有更多把握，应再次进行预后评估并根据需要对患者行相应的指导。部分牙周破坏严重且经基础治疗后仍无炎症改善希望的患牙，可在此阶段建议拔除。此时，患者经历了积极治疗阶段，对疾病有了进一步的理解，也能够以更积极的心态面对拔牙后的后续修复治疗。

在维护治疗中，结合患者总体水平、患牙牙周炎症状态与附着水平稳定程度、患牙及牙列解剖等因素的状况适时判断治疗预后，给予患者相应的指导和决策导向。

医师在进行任何临床决策前，如牙周手术治疗、正畸修复治疗等，均应从短期预后和长期预后的角度去思考和评价临床决策选择对患牙及牙列预后的影响。

医患共同的梦想与现实

每位临床医师都希望自己能够具备精准预测患者/患牙的能力，在每一个阶段，都能给予患者最合适的医疗方案和完美的医疗操作，能够与患者共同面对牙周破坏的危险因素，帮助患者实现牙周组织健康稳定地支持牙齿行使功能的状态。多年以来，人们通过前瞻性或回顾性研究，试图寻找精确预测患牙或者牙列整体预后的"公式"① ② ③，而**牙周组织破坏多因素的内在本质和医学发展的成熟度**制约着这个梦想的实现。

各种制约因素的存在，使得在临床工作中不能实现医患所期待的预后的情况时有发生，这就要求医师和患者一起树立面对治疗后患牙炎症控制不理想，甚至仍然保留无望的心态，帮助患者寻求合理的后续方案。医生应持之以恒地鼓励患者在力所能及的范围内，在积极治疗与维护治疗中，在日常菌斑控制中，付出时间、精力和金钱，并最大限度地获得有循证证据的牙周健康干预，兼顾牙齿的美观性与功能性，从而使患者的生活质量得到改善。

预后是一个永恒的话题。带着探索精神，观察记录患者的各种病情和各种状态的患牙变化，研读前人临床研究的文献，在学习、交流和思考中调整诊疗细节，是医师提高预后判断能力以及临床诊疗能力的共同途径。

① MILLER P D, MCENTIRE M L, MARLOW N M. An evidenced based scoring system to determine the periodontal prognosis on molars［J］. Journal of Periodontology, 2014, 85(2): 214–225.
② MARTINEZ-CANUT P, ALCARAZ J, ALVAREZ-NOVOA P. Introduction of a prediction model to assigning periodontal prognosis based on survival time［J］. Journal of Clinical Periodontology, 2018, 45(1): 46–55.
③ LANG N P, SUVAN J E, TONETTI M S. Risk factor assessment tools for the prevention of periodontitis progression a systematic review［J］. Journal of Clinical Periodontology, 2015, 42(Suppl 1): S59–S70.

06 各种诊疗流程设置的合理性

不同教育背景和医疗体系下的流程设置之差异

临床牙周诊疗基本流程植根于我们的教育背景与医疗体系。不同机构的诊疗流程有一定差异,但也具有一定的共性。

就图32所示的患者,笔者调查了国内几位医师,获得了相似的基础治疗阶段诊疗流程。同时,笔者也请教了美国与日本的同行,他们也给出了自己的流程。

本章将重点讨论**各种诊疗流程差异**中的两个方面。

首诊时,医师要动手行"超声洁治"吗?

看到患者有大量的牙石沉积,也有牙龈出血的情况,排除禁忌后,临床医师常会在第一时间为其进行龈上超声洁治,迅速去除龈上菌斑牙石等沉积物。的确,这样的处理常能获得治疗后牙龈出血迅速减退的效果,患者也会产生得到治疗和帮助的满意感。

超声洁治前后,医师会进行详尽的口腔卫生指导,患者也多会在治疗后努力改善自身行为习惯。此时,由于经过医师的治疗干预,即使患者不认真提高口腔卫生水平,也会在一定期间内出现炎症减退且牙龈出血等症状的改善。"医师洗牙治好了我的牙龈出血"很容易成为患者的首要感受。这个感受让患者忽视了自我口腔卫生维护的重要性。随着时间的推移,口腔卫生水平下降,再次出现症状的时候,患者很容易想到"又该去'洗牙'了"。

图33所示的患者,已经养成了每年上半年主动接受龈上洁治的习惯,患者几乎每年春节过后就开始有牙龈出血出现,洁治后出血会消退。患者并未意识到是自身菌斑控制不良带来牙龈的炎症和出血表现,更未意识到仅靠医师每年1～2次治疗,并不能阻止炎症的进展和牙周支持组织的破坏。患者以症状的出现来"提醒"自己该找医师洁治了。这类患者在临床工作中并不少见。他们常认为,沉积新的牙石和牙龈出血复发是必然发生的情况,而非自身行为习惯不好导致的后果。

同样是菌斑牙石大量沉积、炎症出血明显的患者,首诊时医师仅进行口腔卫生指导,而不做机械干预,鼓励患者通过提高自身菌斑去除能力,体验认真刷牙以及应用邻面清洁措施后,牙龈出血"先增加、再减少"的过程(大多患者于1周后会感到牙龈出血得到改善,见图34)。在此基础上,从复诊开始为其提供机械干预,清除牙石与色素等患者无法自己清洁的牙面沉积物,可以帮助患者理解控制菌斑的重要意义,有助于增强他们做好口腔卫生的内在动力,提高患者的长期依从性与治疗效果。

第一次诊疗时,把时间用在"详细评估牙

周状况"和"充分的医患沟通、帮助患者理解病情"这两件事情上,给患者一段时间(1～2周为宜)去执行"即使出血也要刷干净",而不急于为患者清除牙石等沉积物,这对于建立长期依从性是非常必要的。

这样的处理方式,往往需要医师具备更好的体察患者以往口腔卫生问题的能力以及更强的沟通能力,才能帮助患者先理解"为什么"以及"怎样"努力清洁牙面,之后再来接受医师的器械干预。此时患者对牙菌斑的危害以及自身与牙菌斑斗争的职责,可以形成更明确的观念,这正是今后患者长期依从的基石①②③。

回顾牙周非手术治疗的文献可以发现,很多高质量的临床研究中,其基线设定是在实现良好菌斑控制之后(菌斑染色百分比＜20%),也就是说,这些临床结论是建立在菌斑控制良好后,再行牙周器械治疗的流程上④⑤,这些患者需要多次复诊以确定其菌斑控制状态,达标后方可进行器械干预。这样的流程,在我国目前的牙科诊疗体系中还难以达成。

所以,**"医师不碰,靠自己认真刷牙,体会随之而来的牙面光滑坚硬感和牙龈的变化"的经**历,是帮助患者理解"菌斑控制"的最佳时机。**这个过程,**对患者理解疾病与治疗过程,以及良好依从性的养成,具有不可替代的作用⑥。因此笔者建议对首次就诊的患者采取如下临床流程⑦(需1～1.5小时)。

(1)收集完整病史和进行完善的牙周临床检查(见附录2～附录4)。

(2)X线检查(以传统的14张口内平行投照根尖片及后牙区𬌗翼片为宜)。

(3)进行充分的医患沟通,说明疾病状况和疗程,给予患者明确、细致的口腔卫生指导,明确要求患者体会按要求行口腔卫生的1～2周里症状的变化过程。

(4)预约下次就诊时间。

"分层—分区治疗"和"直接分区治疗"各有其合理性

"分层—分区治疗"模式是指医师在进行器械干预时,首先进行全口龈上治疗,也称龈上洁治术(supragingival scaling),即用洁治器械去除龈上牙石、菌斑和色渍,并磨光牙面,

① LIM L P, DAVIES W I, YUEN K W, et al. Comparison of modes of oral hygiene instruction in improving gingival health[J]. Journal of Clinical Periodontology, 1996, 23(7): 693-697.
② IRWIN J Y, TORRES-URQUIDY M H, SCHLEYET T, et al. A preliminary model of work during initial examination and treatment planning appointments[J]. British Dental Journal, 2009, 206(1): E1-E9.
③ ARWEILER N B, AUSCHILL T M, SCULEAN A. Patient self-care of periodontal pocket infections[J]. Periodontology 2000, 2018, 76(1): 164-179.
④ JETVØE-STORM P M, SEMAAN E, et al. Clinical outcomes of quadrant root planing versus full-mouth root planing[J]. Journal of Clinical Periodontology, 2006, 33(3): 209-215.
⑤ NORDLAND P, GARRET S, KIGER R, et al. The effect of plaque control and root debridement in molar teeth[J]. Journal of Clinical Periodontology, 1987, 14(4): 231-236.
⑥ VAN DER VEIJDEN G A, DEKKERS G J, et al. Success of non-surgical periodontal therapy in adult periodontitis patients-a retrospective analysis[J]. International Journal of Dental Hygiene, 2019: 10.1111/idh.12399.
⑦ GOMES S C, ROMAGNA R, ROSSI V, et al. Supragingival treatment as an aid to reduce subgingival needs: a 450-day investigation[J]. Brazilian Oral Research, 2014, 28(1): 1-7.

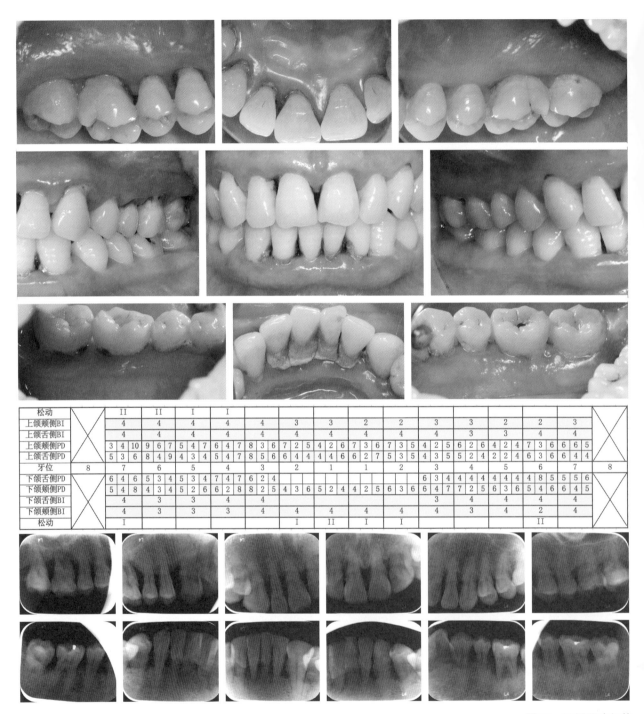

图32　不同医疗机构

注：此患者40岁，女性，因牙龈出血5年、多牙松动2年就诊。患者全身健康，否认夜磨牙、吸烟等习惯。图中蓝色、牙周科；红色流程信息来自私立机构全科医生；黄色流程信息来自日本某大学牙周病学教研室。括号内治疗项中，为首诊患者拍摄全口根尖片同时加拍后牙殆翼片。

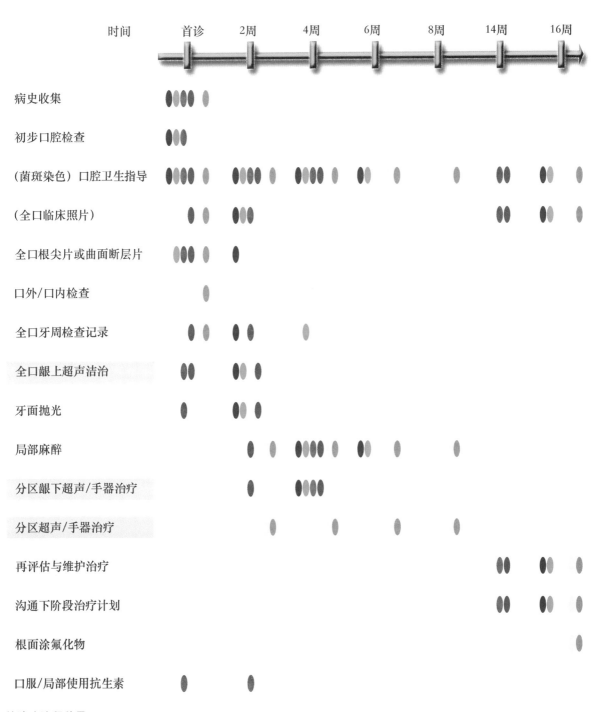

| 时间 | 首诊 | 2周 | 4周 | 6周 | 8周 | 14周 | 16周 |

的诊疗流程差异

诊。患者10年前有牙周洁治史，其母亲有牙周炎病
绿色和紫色的椭圆形流程信息来自国内口腔专科医院
程信息来自美国某大学口腔卫生士教学诊室；灰色流
目为选择性执行项目。在美国口腔卫生士的临床实践

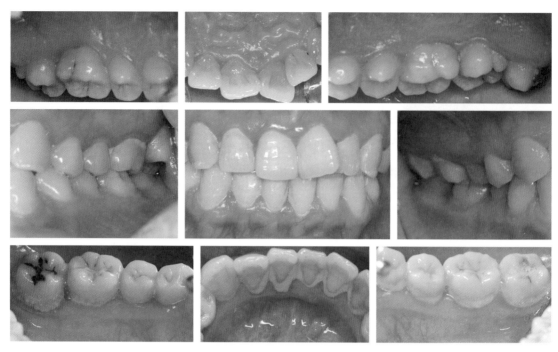

图33 每年洁治却未建立起充分的口腔卫生意识和习惯的患者口内状态

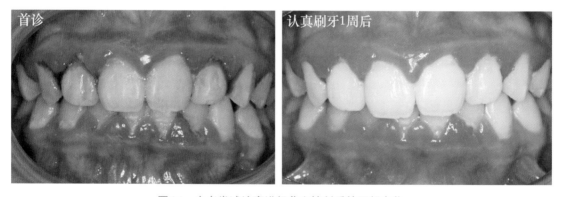

图34 患者尝试认真进行菌斑控制后的牙龈变化

以延迟菌斑和牙石再沉积。待牙龈炎症减轻、出血减少时，再做分区龈下刮治（subgingival scaling）和根面平整（root planing），即用比较精细的龈下刮治器械刮除位于牙周袋内根面上的牙石和菌斑，同时刮除牙根表面感染的病变牙骨质，使部分嵌入牙骨质内的牙石和毒素也得以清除，并在操作中避免过多地刮除牙骨质[①]。所以分层—分区治疗的内涵是"先做龈

---

① GOMES S C, ROMAGNA R, ROSSI V, et al. Supragingival treatment as an aid to reduce subgingival needs: a 450-day investigation［J］. Brazilian Oral Research, 2014, 28(1): 1-7.

上这一层次的治疗，再分区做龈下这一层次的治疗"。这也是在我国临床工作中普遍采用的模式[1][2][3]。

在现实工作中，部分临床机构还会采取龈上治疗和龈下治疗由不同的操作者完成的方式。先由学生或者各种临床背景的"洁牙师""卫生士"进行全口龈上洁治，预约患者数周后复诊，再由不同的操作者（通常为年资更高的医师）进行牙周专科临床检查以及龈下刮治。这个体系进一步促进了"分层治疗"成为国内医疗机构牙周治疗的主流。多年以来，这种"分层治疗"模式确实帮助各医疗机构在医疗资源配置严重不足的情况下，为更多的患者提供了初步的牙周治疗[4]。在各地的收费体系中，龈上洁治和龈下刮治也按照不同的标准收费，这也促使操作者实施分层治疗并且收取相应的费用。

"直接分区治疗" 模式是指医师在进行器械干预时，根据口腔整体情况首先分区，每一区都在局麻下进行"机用器械、手用器械和喷砂/抛光器械"相结合的牙周非手术清创治疗，也就是在一次诊疗中，彻底清除龈上到龈下的所有牙面沉积物，而不以"龈上"和"龈下"加以区分[5][6]。

在英文原意中，龈上洁治术和龈下刮治术，使用的是动名词，scaling是指To remove tartar (=hard white substance) and plaque (=soft substance in which bacteria breed) from teeth[7]，即去除牙齿表面较硬的牙石和较软的菌斑的过程。也就是说，无论是龈上还是龈下，这个去除沉积物的过程就是scaling，不以"部位的深浅"区别，也不以"器械的种类"划分，而是以操作的目标命名。在中文中，冠以龈上（supragingival）时，scaling通常译作洁治，而冠以龈下（subgingival）时，scaling通常译作刮治，从而形成了不同的语境。洁治常指"有水雾的机用器械清洁"，刮治则常指"手用器械的贴合刮除"。

如图32所示，在设置治疗流程时，对于需要进行牙周非手术治疗的患者，一些国外同行利用"直接分区治疗"的模式，而非我们所熟悉的先龈上、后龈下的模式。同样，1995年后广受关注的全口牙周洁刮治（one-stage full-mouth disinfection）模式，对于单颗牙齿，也不区分龈上和龈下，而是在同一次诊疗中完成所有牙面沉积物的去除[8]。这个策略的部分考量在于，经过龈上治疗，牙龈炎症减轻后，软组织更紧实，此时工作尖或者手用器械不易伸入牙周袋底部的牙

① 孟焕新．牙周病学：第4版［M］．北京：人民卫生出版社，2012.
② 四川医学院．口腔内科学：第1版［M］．北京：人民卫生出版社，1980.
③ JIAO J, SHI D, CAO Z Q, et al. Effectiveness of non-surgical periodontal therapy in a large Chinese population with chronic periodontitis［J］. Journal of Clinical Periodontology, 2017, 44(1): 42–50.
④ LIU D, XIE Y, SHU R. Statistical analysis of current oral health care and dental education resources in China［J］. The Chinese Journal of Dental Research, 2019, 22(1): 37–43.
⑤ JERVØE-STORM P M, SEMAAN E, ALAHDAB H, et al. Clinical outcomes of quadrant root planing versus full-mouth root planing［J］. Journal of Clinical Periodontology, 2006, 33(3): 209–215.
⑥ VAN DER WEIJDEN G A, DEKKERS G J, SLOT D E. Success of non-surgical periodontal therapy in adult periodontitis patients–a retrospective analysis［J］. International Journal of Dental Hygiene, 2019: 10.1111/idh.12399.
⑦ https://dictionary.cambridge.org/dictionary/english/scale?q=scaling.
⑧ POCKPA A D, SOUEIDAN A, LOUIS P, et al. Twenty years of full-mouth disinfection: the past, the present and the future［J］. The Open Dentistry Journal, 2018(12): 435–442.

根表面,而在同一次诊疗中去除从龈上到龈下的所有沉积物可以避免这个问题。当然,采取此模式的牙科机构,也具备相应的牙科收费体系。

近年来,笔者尝试对新患者以"直接分区治疗"的模式实施牙周非手术清创,临床实践显示这一模式还可以在一定程度上提高患者的接受度和依从性。对于患者而言,在一个区一个区的依次治疗中,可以更清晰地体会治疗前后炎症消退的过程,往往带着对下一个治疗区的期待,更容易准时复诊。在以往的"分层–分区治疗"模式下,很多轻度、中度甚至重度牙周炎患者,一次龈上洁治并不足以使其达到牙周炎症破坏停止的治疗目标。但一次龈上洁治后,患者可能真切地感受到出血明显消退、牙龈肿胀等症状有所改善,他们中的很大一部分人对此就已经满足,会对专业医师预约的后续龈下治疗建议产生犹豫。虽然区域中心的教学机构的患者接受度和依从性问题不那么突出,但在更多的普通牙科医疗机构,尝试"直接分区治疗"的模式,对增强患者关于完整牙周非手术清创治疗的理解,有一定的帮助。

面向控制炎症的牙周基础治疗目标,无论哪种流程都以"牙周非手术清创是牙周治疗的基础"为原则而发挥作用。成功的牙周非手术清创,其关键因素是 **清创的彻底性**和**患者自身执行菌斑控制的程度**,而不是治疗方式[1][2]。在这个过程中,操作者的偏好、患者的状态和接受度以及临床诊疗环境与条件等都可能在流程的选择上起着很大的作用。在实践中,医师需要对每个诊疗细节进行不断的反思和调整,以非手术清创为主要内容的牙周基础治疗才会实现更好的临床效果。

① HEITZ-MAYFIELD L J, LANG N P. Surgical and nonsurgical periodontal therapy: learned and unlearned concepts [J] . Periodontology 2000, 2013, 62(1): 218−231.
② LALEMAN I, CORTELLINI A, DE WINTER S, et al. Subgingival debridement: end point, methods and how often? [J] Periodontology 2000, 2017, 75(1): 189−204.

07 判断牙周基础治疗的终点

牙周基础治疗到什么程度可以"告一段落",也就是可以进入"牙周维护治疗"阶段?基础治疗到什么程度适合以手术治疗的方式进行干预,以获得更好的牙周状态?牙周治疗到什么程度"可以去正畸""可以去修复""可以去做种植牙"?

如果把临床健康状态作为治疗目标,治疗了很久也不能实现理想的牙周状态,要放弃积极治疗吗?做手术合适吗?就不能进行正畸修复治疗了吗?

牙周基础治疗的"终点"在哪里?

牙周治疗的目标与牙周基础治疗的局限

医疗干预的终极目标是获得健康,牙周干预的目标也同样是实现健康。现阶段,对牙周临床健康的判断标准为PD≤3 mm,且BOP(+)<10%,这应该成为牙周治疗的理想目标[1]。就单个患者而言,通过牙周基础治疗,能够达到什么程度呢?

回顾2017—2019年涉及牙周基础治疗临床效果的部分文献(见表2)[2][3][4][5][6],可以看到,通过基础治疗,实现PD≤3 mm,且BOP(+)<10%的牙周临床健康目标并非易事。早年的经典文献也提示,牙周非手术治疗可以实现PD下降和临床附着获得,但其程度有限[7]。

文献是基于受试人群的条件和背景,作为医者,面对的是状况各不相同的患者个体。在治疗以前,基于医师的知识、能力和经验对患者的病情进行判断;在基础治疗后,再次检查,获

① CHAPPLE I L C, DOMMISCH H, GLOGAUER M, et al. Periodontal health and gingival diseases and conditions on an intact and a reduced periodontium: consensus report of workgroup 1 of the 2017 world workshop on the classification of periodontal and peri-implant diseases and conditions [J]. Journal of Periodontology, 2018, 89(Suppl 1): S74-S84.

② VAN DET WEIJDEN GA A, DEKKERS, G J, SLOT D E. Success of non-surgical periodontal therapy in adult periodontitis patients-a retrospective analysis [J]. International Journal of Dental hygiene, 2019: 10.1111/idh.12399.

③ ROMANO F, MEONI G, MANAVELLA V, et al. Effect of non-surgical periodontal therapy on salivary metabolic fingerprint of generalized chronic periodontitis using nuclear magnetic resonance spectroscopy [J]. Archives of Oral Biology, 2019(97): 208-214. DOI: 10.1016/j.archoralbio.2018.10.023.

④ BURGESS D K, HUANG H, HARRISON P, et al. Non-surgical therapy reduces presence of JP2 clone in localized aggressive periodontitis [J]. Journal of Periodontology, 2017, 88(12): 1263-1270.

⑤ JIAO J, SHI D, CAO Z Q, et al. Effectiveness of non-surgical periodontal therapy in a large Chinese population with chronic periodontitis [J]. Journal of Clinical Periodontology, 2017, 44(1): 42-50.

⑥ COSGAREA R, HEUMANN C, JUNCAR R, et al. One year results of a randomized controlled clinical study evaluating the effects of non-surgical periodontal therapy of chronic periodontitis in conjunction with three or seven days systemic administration of amoxicillin/metronidazole [J]. PLoS One, 2017, 12(6): e017959.

⑦ LANG N P, SALVI G E, SCULEAN A. Nonsurgical therapy for teeth and implants-when and why? [J] Periodontology 2000, 2019, 79(1): 1-7.

表2　牙周炎患者基础治疗后牙周临床指标文献

作者（时间）	研究完成地	样本数量与研究期间	患者年龄	基线病情	基础治疗后再评估的时间	再评估临床指标描述
Van der Weijden（2019年）	荷兰阿姆斯特丹	1 182（2013—2016）	52.6±9.8岁	符合慢性牙周炎诊断标准（AAP 1999），排除骨丧失≥50%和PD≥9 mm者	1.5个月	39%个体PD≤5 mm；44%个体BOP（+）＜10%；19%个体PD≤5 mm且BOP（+）＜10%
Aimetti（2019年）	意大利都灵	19（2017）	48.9±7.8岁	符合广泛型慢性牙周炎诊断标准（AAP 1999）	3个月	个体水平：BOP（+）13.7%±3.8%
Shaddox（2017年）	美国佛罗里达	60（2007—2016）	13.25±4.12岁	符合局限型侵袭性牙周炎诊断标准（AAP 1999）	3个月	个体水平：PD＞4 mm位点8.45%±7.41%；BOP（+）12.73%±8.00%
Meng（2017年）	中国北京	10 789（2007—2015）	18～79.92岁	符合慢性牙周炎诊断标准（AAP 1999）	6周以上	个体水平：PD≥5 mm位点10.72%；BOP（+）67.09%
Cosgarea（2017年）	罗马尼亚克吕伊纳波卡	75（2012—2015）	42.58岁	慢性牙周炎（重度）	12个月	个体水平：平均残留牙周袋（PD=4 mm且BOP（+），或者PD≥5 mm）位点数11.35；BOP（+）9.98%

得反映患者炎症现况的PD和BOP等具体数据。**基于这些指标**去寻找"哪些方面可以更好"。

在实际工作中，很多临床医师并未养成治疗后进行复查并行探诊检查的习惯，在没有PD的具体数据，也没有BOP（+）百分比具体结果的情况下，就在日复一日的操作治疗中，带着视诊上患者炎症有所减轻的成就感，也带着对其状况的不确定性，只嘱咐患者"好好刷牙""每年洗两次牙"。

如果医师能在今后的诊疗中，参考本书各章节，尝试对每一位患者都进行认真的评价和客观的反思，定会在牙周诊疗上更加得心应手。

反思牙周基础治疗过程以提高治疗效果

牙周基础治疗（initial therapy）的本质是消除局部和全身致病因素的非手术治疗。在这个阶段，医师的可能干预措施包括拔除保留无望的患牙、洁刮治和根面平整（scaling and root planing，SRP）、去除各种局部菌斑滞留因素、必要的咬合干预（松牙固定及调𬌗）、必要的药物辅助治疗；患者方面，需要在医师的指导下，充分理解疾病和可能的预后，纠正相关的不良行为习惯和改善全身状况[1]。

医师主导的SRP，和在医师的指导下、以患者为主体的良好行为习惯的建立，是牙周基础治疗的核心内容。改善牙龈的炎症状况以及随之获得PD减小，是牙周基础治疗可期待的目标。

从以下4个方面审视和反思治疗内容和目标的实现程度，我们可以寻求提高疗效的途径。

反思一：牙龈炎症状态表现如何？

判断方法包括视诊观察牙龈颜色与形态，牙龈外观应呈粉红色，外形呈扇贝状或者接近扇贝状；探诊检查牙龈质地及出血情况，探诊时应感到牙龈质地较为坚韧，探诊不出血，或者个别位点探诊呈点状或局限的线状出血。

视诊和质地的判断具有一定的主观性，医师之间的判断结果差别比较大，而探诊出血状况相对客观。从敏感度和特异度考量，BOP(+)与BOP(−)即是否出血，适合用在个体水平的诊断上。但在基础治疗后评估以及维护治疗中，当患牙或位点呈现BOP(+)时，还可通过对其程度的分析，进一步判读牙龈的状态[2]。我国牙周病学教学和牙周病历记录体系中使用出血指数(bleeding index, BI)记录探诊出血程度，可帮助临床医师进一步判断患牙及位点炎症的严重程度。探诊出血并溢出龈沟(BI=4)或者沿牙龈缘扩散(BI=3)，则表明患者牙龈炎症重于探诊后有点状出血(BI=2)和探诊不出血(BI=1)

(见图35)，可能通过医师的进一步干预，或者通过患者严格的菌斑控制加上更充分的组织改建时间，获得再改善(见图36)。

反思二：牙面上还有残留牙石、色素和菌斑吗？

菌斑是牙周炎症反应的始动因素，牙石是菌斑存留、引发牙周炎症反应乃至牙周组织破坏的贮库，同时阻碍牙龈的炎症消退和组织改建[3]。经过牙周非手术清创治疗，去除了菌斑和牙石后，牙周袋环境中的菌斑数量减少、牙根表面的生物相容性提高，炎症性的牙周组织向炎症消退、组织愈合、新附着形成的方向转变。去除菌斑和牙石的治疗操作占据了牙周基础治疗的大部分时间，是否获得了没有外源性沉积物的椅旁结果，却需要医师不断自我判断和反思[4]。

对于单次治疗，理论上的治疗终点是本次计划治疗的牙齿表面没有菌斑、色素和牙石沉积物[5]。其判断方法包括直接视诊观察龈上沉积物、利用气枪吹干牙面后视诊观察龈上及浅龈下沉积物、观察手用牙周器械沿根面轻施力搔刮后取出时是否有菌斑以及牙石尖探针探查龈下牙石是否去除干净等。

图37所示的患者，3位医师对其治疗终点的认定并不相同。在复查时间点1，医师A认为非手术清创已完成；医师B却认为牙面上有沉积物，牙周炎症状态还应通过非手术清创得到

① 孟焕新.临床牙周病学：第2版 [M]. 北京：北京大学医学出版社，2013.
② NEWBRUN E. Indices to measure gingival bleeding [J]. Journal of Periodontology, 1996, 67(6): 555−561.
③ AKCAL A, LANG N P. Dental calculus: the calcified biofilm and its role in disease development [J]. Periodontology 2000, 2018, 76(1): 109−115.
④ KEPIC T J, O LEARY T J, KAFRAWY A H. Total calculus removal: an attainable objective? [J] Journal of Periodontology, 1990, 61(1): 16−20.
⑤ LALEMAN I, CORTELLINI S, DE WINTER S, et al. Subgingival debridement: end point, methods and how often? [J] Periodontology 2000, 2017, 75(1): 189−204.

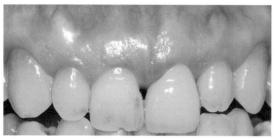 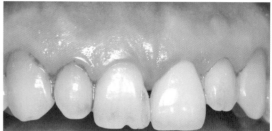

图35　BOP(+)部位呈现不同程度的出血表现

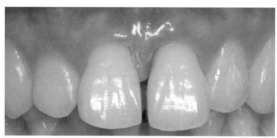 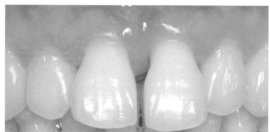

图36　牙龈质地的改善

注：左侧为基础治疗后8周再评估状态，全口牙PD 1～3 mm，仅11、12唇侧近中龈乳头PD 4 mm，且BOP(+)，出血溢出龈沟，继续行该处牙周基础治疗，强化口腔卫生指导；右侧为6周后，中切牙区龈乳头颜色、质地得到进一步改善，PD 3 mm，BOP(+)，出血呈点状。

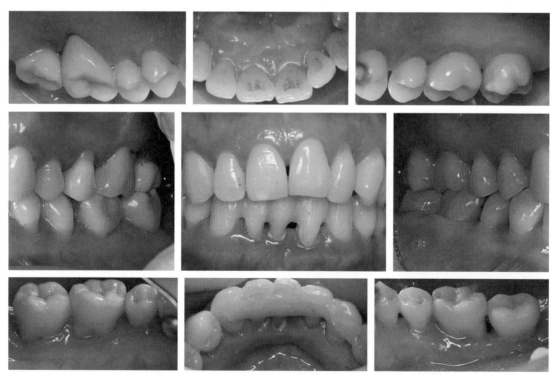

医师A认为非手术清创已完成的状态，PD 4 mm以上位点29个，BOP(+) 45%

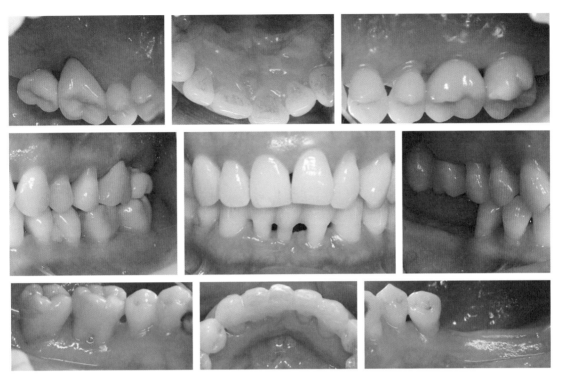

医师B认为非手术清创已完成的状态，PD 4 mm以上位点8个,BOP(+) 17%

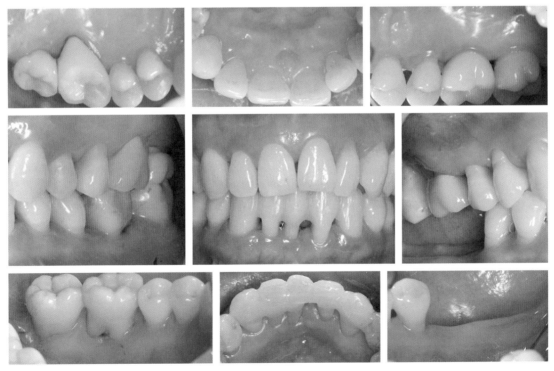

医师C认为非手术清创已完成的口腔内状态，PD 4 mm以上位点4个,BOP(+) 12%

图37　对同一患者反复判断牙面沉积物

进一步改善。在复查时间点2,医师B认为可以结束非手术清创;医师C却认为个别部位仍有沉积物,还应继续行SRP并等待组织改建。最终在复查时间点3,C医师也认为可结束该患者的牙周非手术清创并进入下一治疗阶段。从一定意义上说,这3位医师既可能是我们周围的同事,也可能是我们自己成长的不同阶段。

反思三:是否存在现阶段可干预的咬合问题?

咬合创伤是指超出牙周膜缓冲能力、可能对牙周组织带来损害的咬合力。导致咬合创伤的原因很多,一些咬合创伤可以通过调磨牙齿、固定松动牙而消除,而在很多情况下,需要采用正畸、修复等方式才可获得改善①。

在牙周基础治疗阶段应对咬合状况进行动态判断,当局部炎症减轻后,进行适当的咬合干预。进行咬合干预的部位应延长牙周组织愈合的观察时间(见图38)。

反思四:患者的行为习惯改善程度

医师最常见的烦恼——患者菌斑控制不良。医师进行了彻底的SRP,留给患者光滑没有沉积物的牙面,并预约6～8周后进行牙周再评估。然而,当患者如约就诊时,医师常沮丧地发现,大量肉眼可见或探针可及的菌斑沉积在牙面上,一些部位甚至还有新近钙化的淡黄色牙石。对于这样的情况,医师不能认为基础治疗已

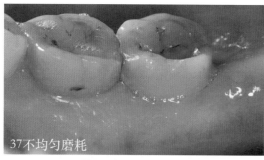

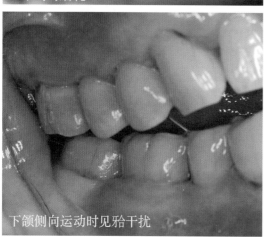

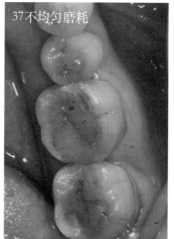

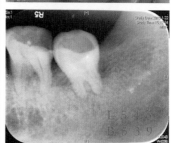

图38 咬合问题的判断和干预

注:此患者,女性,52岁,因左下后牙区咬合无力就诊。临床见37𬌗面不规则磨耗,侧向𬌗干扰,根尖片显示37牙槽骨破坏。图中红色字体表示PD。咬合检查显示左下后牙区存在侧向𬌗干扰的临床状况,基础治疗阶段应及时发现,并予以消除。分析引起咬合问题的原因——紧咬牙习惯造成𬌗力过大与不均匀磨耗,进行相应干预——佩戴𬌗垫;与相关学科合作探究患者紧咬牙习惯的可能原因与干预措施,面部肌电图显示其左侧颊部肌力下降,紧咬牙可能是代偿机制,而其甲减状态可能是其肌力异常的原因之一。

① FAN J, CATON J K. Occlusal trauma and excessive occlusal forces: narrative review, case definitions, and diagnostic considerations [J]. Journal of Periodontology, 2018, 89(Suppl 1): S214−S222.

完成,也不适合按照原计划进入下一阶段治疗。

　　首先,在菌斑控制不良的情况下,组织的愈合改建不充分,此时再评估检查显示的牙周袋以及探诊出血等状况,可通过再次牙面清洁、良好的菌斑控制以及一定时间的组织改建发生变化(见图36和图37)。其次,一些医师认为,患者此时的牙周组织形态也许不利于菌斑控制,如果进行手术干预,可以通过术后牙龈形态的改善,帮助患者提高菌斑控制的水平。然而,绝大多数患者自身努力程度不足和方式欠佳是其菌斑控制不良的真正原因,"不利于菌斑控制的牙龈形态"并非其菌斑控制不良的直接原因。最后,退一步考虑,如果此时考量手术指征,并进行手术干预,可能术后会获得牙周袋的改善,然而,患者并未养成良好的菌斑控制习惯,在日后的维护阶段,牙周袋复发的风险较大,而这类复发状态会更难以处理(见图39)。

　　面对此情况,笔者采取的措施如下:

　　(1)认真分析患者菌斑控制不良的具体原因,并一一帮助患者克服。常见的原因既有患者判断能力上的不足,如患者没有建立对清洁后是否有残留菌斑的判断能力;又有口腔清洁工具或方法使用不当造成的,如牙刷毛太软,牙间隙刷太细,以冲牙器代替牙间隙刷等的机械清洁,邻牙缺失的邻面以及最后一个牙远中面没有使用合适的工具(如单束刷)进行每日清洁等。此外,还有患者认知或习惯上的误差造成的,如患者对炎症状态的理解不足,"不敢"触碰出血牙龈;患者习惯上遗漏一些部位的机械清洁;个别角化龈狭窄或者缺失的部位,可动的牙槽黏膜使得牙刷滑过牙颈部,而未能充分清洁等认识或习惯上的原因。上述原因往往混杂存在。

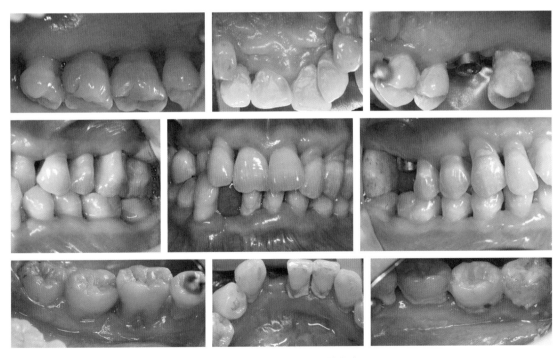

图39　未做好菌斑控制的患者

注:此患者,男性,45岁,在尚未形成良好口腔卫生习惯时,被判定牙周基础治疗已经结束,进行了牙周翻瓣手术以及种植治疗。图为翻瓣术后3个月,左上牙种植术后2个月,可见大量菌斑堆积,新牙石形成,多位点探诊出血并溢出龈沟。

（2）医患沟通后，进行全口非手术清创（通常1次完成），再次留给患者光滑没有沉积物的牙面，并且将6～8周后再次评估时的原则——医师将拒绝为自身努力不足而过分依赖医生器械干预的患者提供后续治疗——清晰地向患者说明，并确认患者已理解医师的原则（该原则在基础治疗的每次复诊中均已提及）。

（3）6～8周后再次复查，如果菌斑控制理想，则可进行牙周基础治疗后的再评估，评价手术需要及进入正畸/修复治疗；如果菌斑控制仍然没有改善，则按之前的约定，不再为此患者提供积极治疗和随访维护。

另一个常见的问题——吸烟。我国烟民众多。几乎每一位牙科医师都会建议吸烟的牙周病患者戒烟，然而能真正执行的患者少之又少。短时间内就会卷土重来的牙面色素、色素覆盖下粗糙牙面所带来的快速菌斑乃至牙石沉积和非手术清创后的牙周袋改善不佳等情况，常使医师陷于无奈和困惑。同时，相当一部分吸烟患者已经发生了牙齿丧失，他们以"种植修复"为主诉要求，而事实上，他们的天然牙很难实现牙周临床健康的状态。

此时，我们要问自己，是否愿意和患者一起面对其吸烟行为所带来的牙周风险。如果愿意面对，那么首先用专业的语言说明吸烟与牙周炎症控制的关系，帮助患者认识在选择吸烟所带来的乐趣的同时，也选择了吸烟所带来的难以控制的牙周炎症，且牙周组织始终处于破坏

加重的风险之中。同时，医师也要有为患者提供更加频繁的牙周维护、失败率更高的软硬组织增量与种植修复等治疗措施的心理准备。除口腔/牙周知识外，医师也有必要学习和更新控烟专业知识，才能提高沟通过程中的专业性。

如果我们自己不愿意面对患者吸烟带来的牙周风险和治疗失败风险，也要勇敢地尝试拒绝。

菌斑控制不良和坚持吸烟，是最常见的、要由患者主动努力才能解决的问题。医师在努力引导患者形成好习惯的同时，也要明确自身的观念和原则，在哪些情况下妥协于患者的行为和能力，此时面对的风险是什么，患者是否理解这些风险，是否有面对不良预后的思想准备。以医师的专业分析和沟通为基础的患者的理解是帮助医患双方一起面对牙周风险的关键。

残留牙周袋的健康风险

残留牙周袋作为**牙周致病菌的贮库和牙周组织炎症发生的场所**，在位点水平上可视为牙周组织继续破坏的危险状态；在个体水平上，口腔内残留牙周袋的数目越多，继续发生附着丧失的风险也越大[①]。

残留牙周袋者，进行正畸治疗时，进一步附着丧失的风险又如何？

表3列举了近年来相关的临床研究结果以供参考[②][③]。文献中报告的病例，虽然在正畸之

---

① GRAZIANI F, KARAPETSA D, MARDAS N, et al. Surgical treatment of the residual periodontal pocket［J］. Periodontology 2000, 2018, 76(1): 150−163.

② 沈潇，施捷，徐莉，等. 伴错𬌗畸形的侵袭性牙周炎患者牙周正畸联合治疗的临床评价［J］.北京大学学报（医学版），2017，49（1）：60−66.

③ CARVALHO C V, SARAIVA L, BAUER F P F, et al. Orthodontic treatment in patients with aggressive periodontitis［J］. American Journal of Orthodontics and Dentofacial Orthopedics, 2018, 153(4): 550−557.

前有一定数目的残留牙周袋,但正畸结束后,反映炎症水平的残留牙周袋数量或与正畸前相似,或少于正畸之前,BOP(+)百分比均略有下降;反映附着水平稳定性的剩余牙槽骨高度和CAL略好于正畸治疗前。这些临床研究为医师提供了在牙周炎未达到理想控制的临床指标的情况下,进行正畸治疗对牙周炎症和附着稳定影响的临床证据。在参考这些文献时,除了衡量临床指标外,也要注意所面对的患者人群的差异以及其他临床条件的差异。

而广受医患欢迎的种植治疗,专家共识指出,有罹患重度牙周炎史、菌斑控制不良、缺乏种植治疗后的定期维护习惯,均为发生种植体周围炎的危险因素[1]。可以说,对天然牙牙周状况的关注和把握是正视和预防种植体周围炎的第一步。笔者认为,即使是"拔除所有余留牙并行种植修复"这一极端情况,也有必要在拔牙前,以部分天然牙为"教具",引导患者理解牙周疾病,理解植体周炎的罹患风险,引导患者建立菌斑控制意识并习得菌斑控制的具体方法。

牙周基础治疗阶段的终点在哪里

在现阶段,某个时间点(如某次预约)或者某些临床指标[如BOP(+)百分比是多少]还不能成为这个问题的确切答案。

我们能做的是在研读文献和同行交流中提高认识,在实践中发现自身能够提高的部分,客观地分析患者的状态和评价各种后续临床选择,带着对未知事物的敬畏和谨慎,和患者一起向牙周临床健康的方向努力。

表3 牙周炎患者正畸前后牙周状况文献

作者(时间)	研究完成地	样本数量与研究时间	患者年龄	正畸前牙周状况	正畸后牙周状况
徐莉(2017年)	中国北京	25(2002—2010年)	28.7±5.8岁	PD 4～5 mm位点,平均9.33%;PD 6～7 mm位点,0～9.05%;BOP(+)平均73%;剩余牙槽骨高度,平均68.37%±15.6%	PD 4～5 mm位点,平均9.26%;PD 6～7 mm位点,0～1.54%;BOP(+)平均61%;剩余牙槽骨高度,平均70.27±14.23%
Salaiva(2018年)	巴西圣保罗	10(不详)	25±5.22岁	PD≥4 mm位点,平均32.9±18.9个;PD≥6 mm位点,平均6.1±4.2个;CAL≥3 mm位点,平均96.5±30.6个;CAL≥5 mm位点,平均31.5±16.7个	PD≥4 mm位点,平均19.8±8.49个;PD≥6 mm位点,平均1.7±2.1个;CAL≥3 mm位点,平均68.2±17.3个;CAL≥5 mm位点,平均14.1±4.6个

① BERGLUNDH T, ARMITAGE G, ARAUJO M G, et al. Peri-implant diseases and conditions: consensus report of workgroup 4 of the 2017 world workshop on the classification of periodontal and peri-implant diseases and conditions [J]. Journal of Periodontology, 2018, 89(Suppl 1): S313–S318.

08 "定期"的学问——牙周维护治疗的节奏和内容

在进入"定期"维护治疗之前,患者可能是原本比较健康或者仅有轻度的炎症,只进行了1～2次治疗,也可能是比较严重的牙周炎症,进行了多次复诊的积极治疗。

在各种状况下,怎样确定下次检查治疗的间隔才合适呢?

"合适"的内涵在于避免间隔过长而没能及时阻止牙周炎症复发的各种因素,导致牙周附着不稳定而继续破坏;也避免间隔过短,浪费患者的时间、精力和金钱,也浪费了有限的牙周医疗资源。

所以,确定合适的就诊间隔,需要基于"不同间隔维护与病程预后之间关系"的临床研究证据。

节奏——临床研究证据与牙周危险因素评估模型

1980—2000年期间的数项前瞻性研究报告了牙周炎患者经过以SRP为主要治疗内容的牙周基础治疗,进入维护治疗阶段后的牙周状态。这些维护治疗间隔的设计多种多样。总结这些研究中牙周基础治疗后5～13年PD和临床附着丧失CAL的变化(见表4)[1][2][3][4][5],可以看到,在其实验设计的维护间隔下(多为3个月),牙周袋的深度在缓慢增加,附着丧失也在缓慢增加。

有学者在上述前瞻性研究的基础上进行了更大样本量的回顾性研究(见表5),寻求更长时间阶段的牙周维护治疗过程中,包括维护间隔、维护机构(大学/私立)、维护前牙周状态以及患者的行为因素等在内的各个相关因素,在牙周预后(牙周附着的稳定性)中所占的比重,试图以此获得更为科学的衡量牙周维护策略对牙周状态稳定的作用[6][7][8]。

近年来,综合这些前瞻性和回顾性研究所获得的结果以及对牙周炎症机制的深入理解,

[1] LINDHE J, WESTFELT E, NYMAN S, et al. Long-term effect of surgical/non-surgical treatment of periodontal disease [J]. Journal of Clinical Periodontology, 1984, 11(7): 448−458.

[2] PIHLSTROM B L, OLIPHANT T H, MCHUGH R B. Molar and nonmolar teeth compared over 6 $\frac{1}{2}$ years following two methods of periodontal therapy [J]. Journal of Periodontology, 1984, 55(9): 499−504.

[3] ISIDOR F, KARRING T. Long-term effect of surgical and non-surgical periodontal treatment. a 5-year clinical study [J]. Journal of Periodontal Research, 1986, 21(5): 462−472.

[4] RAMFJORD, S P, CAFFESSE R G, RAMFJORD S P, et al. Four modalities of periodontal treatment compared over 5 years [J]. Journal of Clinical Periodontology, 14(8): 445−452.

[5] SERINO G, ROSLING B, RAMBERG P, et al. Initial outcome and long-term effect of surgical and non-surgical treatment of advanced periodontal disease [J]. Journal of Clinical Periodontology, 2001, 28(10): 910−916.

[6] GOLDMAN M I, ROSS I F, GOTEINER D. Effect of periodontal therapy on patients maintained for 15 years or longer [J]. Journal of Periodontology, 1986, 57(6): 347−353.

[7] MATULIENE G, PJETURSSON B E, SALVI G E, et al. Influence of residual pockets on progression of periodontitis and tooth loss: results after 11 years of maintenance [J]. Journal of Clinical Periodontology, 2008, 35(8): 685−695.

[8] TONETTI M A, MULLER-CAMPANILE V, LANG N P. Changes in the prevalence of residual pockets and tooth loss in treated periodontal patients during a supportive maintenance care program [J]. Journal of Clinical Periodontology, 1998, 25(12): 1008−1016.

表4　牙周维护治疗的前瞻性临床研究文献的主要研究结果

作者（时间）	研究完成地	样本数量基线（完成）	患者年龄	临床观察时间	维护间隔	主要结果
Lindhe（1984年）	丹麦哥本哈根	15（11）	32～57岁	5年	0.5年内：2周；第0.5～2年：3个月；第3～5年：4～6个月	第5年复查时，基线时PD≥4 mm位点中，6%CAL加重≥2 mm，1%PD加深≥2 mm
Pihlstrom（1984年）	美国明尼苏达	17（10）	22～59岁	6.5年	4～6个月	磨牙基线PD 4～6 mm位点，PD下降0.58 mm，附着获得0.6 mm；磨牙基线PD≥7 mm位点，PD下降1 mm，附着获得1.29 mm
Isidor（1986年）	丹麦奥胡斯	16	28～52岁	5年	第1年：2周；第2年：3个月；第3～5年：6个月	基线平均PD为5.1～5.3 mm，基础治疗后为3.1 mm，随访5年后为3.1～3.2 mm；4.8%的位点CAL加重≥2 mm；其余位点附着水平变化平均0.2 mm
Kaldahl（1996年）	美国林肯	82（51）	平均43.5岁	7年	3个月	基线PD 1～4 mm位点，基础治疗后与7年随访末，PD分别下降0.2 mm和0.5 mm，CAL与基线相似；基线PD 5～6 mm位点，PD分别下降1 mm和1.5 mm，CAL均改善1 mm；基线PD≥7 mm位点，PD分别下降2.2 mm和2.7 mm，CAL分别改善1.6 mm和1.8 mm
Serino（2001年）	瑞典哥德堡	32（20）	平均43.8岁	13年	3～4个月	基线平均PD为4.2 mm，治疗后1年为3.1 mm，13年为3.7 mm，基线时PD≥6 mm位点，治疗后1年时仍残留25%，治疗后13年时，则上升至44%

各国学者建立了多种评估模型,将患者纳入这些多因素评估模型中进行等级分类,以等级类别进行个体水平/牙齿水平牙周炎症进展的风险评估,并推断合适的维护间隔(见表6)。

其中,牙周危险因素评估系统(periodontal risk assessment,PRA)[1][2]在国内临床应用较多,

①　LANG N P, TONETTI M S. Periodontal risk assessment (PRA) for patients in supportive periodontal therapy (SPT)［J］. Oral Health and Preventive Dentistry, 2003, 1(1): 7−16.

②　Your online portal for periodontal tools［EB/OL］.［2019−06−03］. http://www.perio-tools.com/en/index.asp.

表5　牙周维护治疗的回顾性临床研究文献的主要研究结果

作者（时间）	研究完成地	样本数量	患者年龄	维护时间	维护治疗间隔	评价指标	主要结果
Goldman（1986年）	美国新泽西	211	平均42岁	15～34年	3～6个月	失牙	13.4%的牙齿在维护阶段丧失
Matuliene（2008年）	瑞士伯尔尼	172	45±11岁	3～27年	34.5%的患者每年3～4次；48.8%的患者每年2次；16.7%的患者每年至多1次	将2颗以上牙齿出现3 mm以上CAL增加作为疾病进展	与疾病进展OR≥1的因素：日吸烟量≥20支（OR=5.9 vs不吸烟）；病程≥10～15年（OR=2.5 vs＜10年）；存在PD≥6位点（OR=2.4）；日吸烟量1～19支（OR=1.8 vs不吸烟）；病程≥16年（OR=1.8 vs＜10年）；男性（OR=1.2 vs女性）
Tonetti（1998年）	瑞士伯尔尼	273	52±14岁	5个月～23年	2～4个月	PD	个体水平PD 4～5 mm位点数增加8.2个，PD 6～7 mm位点数增加0.4个，PD≥8 mm位点数增加0.1个

注：OR是指比值比（odds ratio）。

表6　牙周风险评估模型[①]

作者、国家、年度	模型名称	模型描述	纳入的因素	应　用
Fors 瑞典2001年	Health Improvement in Dental Practice Mode（HIDEP）	计算机化评估工具，整合患者的当前口腔状况资料进行评估	牙齿总数、完整牙齿总数、龋齿数、氟斑牙、唾液诊断、糖摄入频率、口腔卫生筛查、牙龈出血、牙周袋探诊、放射学检查、牙石、充填悬突等	评价口腔健康状况，并识别危险因素和高危患者
Page 美国2003年	Periodontal Risk Calculator（PRC）	计算机化评估工具，基于牙周检查所获得的信息，各危险因素加权计入	年龄、吸烟史、糖尿病、牙周手术史、探诊深度、根分叉受累、龈下修复边缘或龈下牙石、放射学骨高度、垂直骨缺损9项因素	设1～5风险等级评估牙周进展风险
Lang 瑞士2003年	Periodontal Risk Assessment Model（PRA）	用雷达图表达各风险因素状态	骨丧失/年龄、PD≥5 mm位点数、缺牙数、BOP(+)百分比、吸烟、全身因素（如糖尿病和IL-1基因多态性）6项因素	设低、中、高3个等级评估牙周进展风险
Chandra 印度2007年	Modified Periodontal Risk Assessment Model（Modified PRA）	基于PRA，更易使用，个体水平评估糖尿病；纳入牙体因素，纳入精神压力和社会经济因素	保留了PRA中PD≥5 mm位点数、缺牙数、BOP(+)百分比、吸烟4项因素，更改了糖尿病状况、年龄、牙体状况、骨水平、系统因素相互作用等具体定义	设低、中、高3个等级评估牙周进展风险

① LANG N P, SUVAN J E, TONETTI M S. Risk factor assessment tools for the prevention of periodontitis progression a systematic review［J］. Journal of Clinical Periodontology, 2015, 42(Suppl 1): S59－S70.

（续表）

作者、国家、年度	模型名称	模型描述	纳入的因素	应　用
Trombelli 意大利 2009年	University of Ferrara(UniFe)	从患者病史和临床检查中获取5个方面信息	糖尿病、PD≥5 mm位点数、缺牙数、BOP(+)百分比、骨丧失/年龄	设1～5风险等级评估牙周破坏进展风险
Lindskog 瑞典 2010年	DRS a patient risk score(DRS dentition) or tooth risk score (DRStooth)	牙列水平与牙体水平在线评估工具	全身因素：年龄、牙周炎家族史、全身性疾病、炎症反应性、患者依从性和疾病意识、社会经济状况、吸烟习惯、治疗者专业经验；局部因素：牙菌斑、牙髓状况、根分叉受累程度	基于牙列水平的评估，发现风险等级升高，再进行逐牙评估
Teich 美国 2013年	Risk Assessment Based Individualized Treatment(RABIT)	试图成为贯穿在牙科诊疗始终，包括积极治疗和维护阶段，且包括口腔整体健康的评估体系	不详	设低、中、高3个等级评估牙周进展风险，并提供龋病易感评估以及口腔维护间隔建议
吕达、孟焕新 中国 2013年	MPRA	与PRA相似，增加IL-1多态性；使用BI≥2代替BOP(+)，加入PD≥6 mm位点数量，以平均骨丧失代替最重位点骨丧失进行计算	MPRA1：BI>2、PD≥6 mm位点数量(每牙4位点法)、失牙数、最严重骨丧失/年龄、吸烟、系统性疾病 MPRA2：BI>2、PD≥6 mm位点数量(每牙4位点法)、失牙数、平均骨丧失/年龄、吸烟、系统性疾病 MPRA3：BI>2、PD≥6 mm位点数量(每牙6位点法)、失牙数、平均骨丧失/年龄、吸烟、系统性疾病	设低、中、高3个等级评估牙周进展风险，用于侵袭性牙周炎
Busby 英国 2014年	Oral Health Status (OHS)，包含于DenPlan Excel/Previsor Patient Assessment (DEPPA)	在线评估工具，包括牙周病、龋齿、非龋性牙体缺损和口腔癌的PreviserTM风险评分、Denplan Excel的修订版口腔健康评分和费用指南	基于BPE的筛查结果获得患者牙周状况评分，以牙周组织健康、牙龈炎、轻度牙周病、中度牙周病、重度牙周病分类	提供个体水平对牙周病、龋病与口腔癌的风险评估

《牙周病学》第3版和第4版均对该评估系统进行了介绍[①]。PRA系统纳入患者积极治疗阶段

结束后6个方面的信息，以个体水平设低度、中度、高度3个等级评估牙周进展风险，建议临床

---

① 孟焕新. 牙周病学：第4版［M］. 北京：人民卫生出版社，2012.

医师据此等级来判断患者的合适维护间隔。瑞士伯尔尼大学牙周病学教研室将PRA以在线工具形式公布在网站上（http://www.perio-tools.com/en/index.asp），并给出详细的使用指南，建议评估风险为低度、中度、高度3个级别的患者，分别设置12个月、6个月、3个月的维护间隔（见表7和附录9）。

牙周维护间隔的设定来自**医师的判断**，而**患者的依从性**则是能否实现维护目标的决定因素之一，也是每位临床医师所经常面临的临床问题[①]。

牙周维护治疗的内容

牙周定期维护的诊疗过程，绝不仅仅是定期治疗干预，更不是"定期洗牙"。建立完整的牙周维护治疗流程，也是引导医师更好地观察，更全面地思考，从而更合理地判断病情、更合理地实施干预的过程。

（1）收集病史资料，了解患者的全身状态和口腔状态，了解牙列和牙周相关的患者感觉与症状变化。此时的患者，经过牙周积极治疗，进入维护阶段，其牙周状态与全身状态会各有不同。而且，同样病情的患者对牙周健康的理解也各不相同。这提示医师要复习患者的病史和治疗史，回顾患者最初希望解决的问题，了解在整个治疗过程中牙周及口腔状况的变化，感受患者对疾病理解的程度。

（2）临床检查与临床判断。每次复查，都要进行仔细的临床检查。此时的临床检查，有整体性检查，也有对特殊部位的特别关注（见附录8～附录9）。

每次牙周维护诊疗时，均应对重症牙进行探诊检查，并与前次检查结果比较，评估其牙周破坏的程度。特别是对于预后存疑的患牙，应根据检查结果进行相应的预后评估。

表7　PRA指标及危险等级判定

临床指标	低危险	中危险	高危险
BOP(+)百分比	0～10%	10%～25%	＞25%
PD≥5 mm位点数量	＜4	4～8	＞8
失牙数（智齿不计入）	＜4	4～8	＞8
骨丧失百分比/年龄	＜0.5	0.5～1.0	＞1.0
系统或家族/遗传因素	无	—	有
环境因素	不吸烟或者戒烟5年以上	吸烟量＜20支/日	吸烟量≥20支/日

注：该方案中，个体水平低危险度定义为6个因素均为低危险，或者最多1个因素为中危险，建议维护间隔设置为12个月；个体水平中危险度定义为6个因素中至少2个为中危险，且最多1个为高风险，建议维护间隔设置为6个月；个体水平高危险度定义为6个因素中至少2个为高危险，建议维护间隔设置为3个月。

① ECHEVARRÍA J J, ECHERERRÍA A, CAFFESSE R G. Adherence to supportive periodontal treatment［J］. Periodontology 2000, 2019, 79(1): 200−209.

完整牙周检查记录间隔可设定为1年，包括全口X线检查和完整牙周组织探诊等检查。如果患者状况稳定，全口根尖片X线检查和完整牙周组织探诊等检查间隔可延至2年。完整病史和检查结果，在这一周期（1年或者2年）中是牙周复查间隔的主要判断依据。

（3）临床干预。

① 患者的行为引导。包括对菌斑控制状况的分析和激励、对吸烟习惯的了解和引导等。

② 去除牙周局部炎症因素。利用多种措施（机用器械、手用器械、喷砂和抛光等器械）帮助患者去除牙面沉积物，必要时对于重点牙位（PD≥5 mm，或BI≥3）进行局麻下局部清创。

③ 对牙体状况的关注。包括帮助患者尽早发现和干预牙体疾病、采取防龋措施以及治疗牙本质敏感3个方面。

④ 牙列和咬合状态的干预。应结合患者的主观意愿，认真帮助患者评价其正畸和修复的需要与各种选择的利弊。

部分患者在维护阶段发生多牙位炎症复发，或者一些部位手术指征明确，或者患者主观意愿发生变化，医师应据此重新评估患者所处的阶段，进行牙周基础治疗、手术治疗或者相关专科治疗等调整。

各国诊疗体系中的概念差异

在欧美国家的诊疗体系中，牙周维护治疗（periodontal maintenance）与牙周支持治疗（supportive periodontal therapy, SPT）的概念相同，均为对牙周炎患者进行积极治疗后，在牙周维护阶段进行的专业复查和干预。

在美国，从小就接受牙科保健的群体庞大，他们的定期维护不是发生在分区非手术治疗后，而是在较为健康、牙面沉积物较少的情况下进行定期维护，牙周组织临床健康且沉积物较少，此时的专业干预措施为"预防性洁治"，即prophylaxis（详见第9章和表9）。

在日本，牙周维护治疗与牙周支持治疗在概念上存在明确的差别。牙周维护治疗的对象是通过牙周基础治疗和（或）手术治疗，获得临床牙周健康状态的患者。而牙周支持治疗的对象是通过牙周治疗，虽然获得牙周健康状态的改善，但并未实现临床健康者，也就是仍然存留4 mm以上探诊深度位点的患者[1]。

我国的临床体系中，多以"龈上洁治""龈下刮治"定义患者所接受的治疗，这在细节上与欧美等国家有所不同，也是造成一些专业人士使用"洗牙"这一不专业的词语定义医疗行为的原因之一。很多临床医师常用"定期洁治"甚至"定期洗牙"对患者和大众进行宣传指导。请尝试把"定期洁治"或"定期洗牙"换成**定期复查维护**吧——改变的不仅仅是用词，更是词语背后的临床思维与临床关注内容，乃至医患沟通及操作干预的内容和效果。

---

[1] 小原啓子，畠山知子.歯科衛生士の歯周治療の本 2016-2017［M］.东京：歯医薬出版株式会社，2016.

09 预防性洁治和专业化机械牙齿清洁背后的理念

预防性洁治的起源与应用

19世纪末，美国费城的牙医Smith提出预防性洁治(prophylactic methods，现称为prophylaxis)的概念，特指针对口腔卫生良好者，以清除牙面沉积物为目的专业干预。基于当时关于牙周病的认识，Smith医师认为，对于牙周健康者，定期进行预防性洁治可以起到预防牙周疾病的作用。而在当时，超声器械尚未出现，专业干预的工具以各类手用器械为主。

Smith的追随者Alfred C. Fones对这一概念产生了极大兴趣，开始训练他的表妹Irene Newman，用手用器械为口腔卫生良好者清洁牙面，并指导患者通过日常家庭护理来保持口腔清洁。Irene Newman后来成为世界上第一位公认的口腔卫生士[①]。

1913年，Alfred C. Fones在康涅狄格州开办了第一所口腔卫生士学校。随后，Fones开展了一项为期5年的临床研究，旨在验证"早期的

口腔卫生指导可能会影响患者整个生命周期的口腔健康"，从而进一步推动了由口腔卫生士对**口腔卫生良好者**实施预防性洁治的临床体系的建立[②]。

经过100余年的发展，在美国以及很多国家，口腔卫生士已成为牙科诊疗团队的重要组成部分[③]。其工作范围也从最初以"口腔卫生良好者、临床健康或仅有个别位点轻度炎症者"为对象的口腔卫生预防性干预，延伸到口腔健康评估(assessment)、诊断(diagnosis)、拟定计划(planning)、实施干预(implementation)、疗效反馈评估(evaluation)和资料管理(documentation)6大方面[④]。

美国是预防性洁治这一概念的起源地。无论是从临床实践层面还是从牙科保险层面，"预防性洁治"与"牙周非手术治疗"都有明确的差别[⑤]。

预防性洁治(prophylaxis)是指"The removal of plaque, stain and calculus from tooth structures and is intended to control local irritation to

---

① Dental hygienist［EB/OL］.［2019−04−03］. https://en.wikipedia.org/wiki/Dental_hygienist.

② BOWEN D M. History of dental hygiene research［J］. Journal of Dental Hygiene, 2013, 87(Suppl 1): 5−22.

③ LUCIAK-DONSBERGER C. Origins and benefits of dental hygiene practice in Europe［J］. International Journal of Dental Hygiene, 2003, 1(1): 29−42.

④ Standards for clinical dental hygiene practice. American Dental Hygienists' Association［EB/OL］.(2016−03−03)［2019−06−03］. http://www.adha.org/resources-docs/7261_Standards_Clinical_Practice.pdf.

⑤ SWEETING L A, DAVIS K, COBB C M. Periodontal treatment protocol (PTP) for the general dental practice［J］. Journal of Dental Hygiene, 2008, 82(Suppl 3): 16−26.

gingival tissues, thereby preventing disease initiation",即"去除牙齿表面的牙菌斑、色素和牙石,以防止其对牙龈组织产生局部刺激,导致疾病的发生"。它被实施于诊断为"牙周临床健康"或者一部分"牙龈炎"的患者身上,本质为预防性的干预;而实施于诊断为"牙龈炎"和"牙周炎"患者的牙周非手术治疗,则以SRP或者牙周维护治疗命名,本质为治疗性的干预。

在临床过程中,预防性洁治的主要流程如下:

(1)通过收集病史和临床检查确认适应证。

(2)以菌斑染色等方式帮助患者理解菌斑控制,并引导操作者进行去除牙菌斑的操作。

(3)各种器械相结合去除牙面沉积物并光洁牙面。

(4)治疗后对患者自身维护的指导。

在美国的保险体系中,可为有预防性洁治适应证的患者(牙周临床健康以及一部分牙龈炎者),提供每6个月1次的预防性洁治保险服务[1]。

起源于欧洲的PMTC

PMTC(professional mechanical tooth cleaning)即专业化机械性牙齿清洁技术,又称PMPR(professional mechanical plaque removal,专业化机械性去除菌斑技术),是指运用专业器械机械性彻底去除牙面上的牙菌斑,从而预防或者减少口腔疾病发生的技术[2]。这一概念由瑞典牙周医师Axelsson在20世纪70年代提出,强调由专业人员为患者去除牙面菌斑,使其牙齿各面洁净。

PMTC概念与传统牙周治疗和预防体系有所不同[3][4][5]。在以往的体系中,菌斑控制实施的主体以患者自身为主,专业人员(医师/口腔卫生士)以疾病评估与防治为目标,以去除牙石、色素为部分操作内容,通过专业的口腔卫生指导帮助患者养成良好的菌斑控制习惯。而PMTC在促进患者日常菌斑控制行为的基础上,将专业人士作为菌斑控制的实施主体加以强调,因而对患者的干预频率高于预防性洁治或牙周维护治疗。

在Axelsson的PMTC程序中,"专业人士"为口腔卫生士;实施干预的间隔为初始实施的2年内,每2个月1次PMTC,第3年开始每3个月1次PMTC;每次PMTC的椅旁时间为30分钟。

PMTC的主要内容和步骤如下:

(1)菌斑染色。

(2)刷牙指导。

(3)邻面清洁指导。

① SWEETING L A, DAVIS K, COBB C M. Periodontal treatment protocol (PTP) for the general dental practice [J]. Journal of Dental Hygiene, 2008, 82(Suppl 3): 16−26.

② 孟焕新. 牙周病学:第4版 [M]. 北京:人民卫生出版社, 2012.

③ ALELSSON P, LINDHE J. The effect of preventive programme on dental plaque, gingivitis and caries in schoolchildren. Results after one and two years [J]. Journal of Clinical Periodontology, 1974, 1(2): 126−138.

④ AXELSSON P, LINDHE J. Effect of controlled oral hygiene procedures on caries and periodontal disease in adults [J]. Journal of Clinical Periodontology, 1978, 5(2): 133−151.

⑤ AXELSSON P, NYSTRÖM B, LINDHE J. The long-term effect of a plaque control program on tooth mortality, caries and periodontal disease in adults. Results after 30 years of maintenance [J]. Journal of Clinical Periodontology, 2004, 31(9): 749−757.

（4）患者进行牙面清洁，口腔卫生士予以指导和必要的纠正。

（5）必要的洁刮治和根面平整（如果30分钟内无法完成，则分区、分次完成）。

（6）使用含有单氟磷酸钠的抛光膏，用橡皮杯抛光颊舌面，并用抛光刷清洁后牙𬌗面。

（7）用牙线清洁邻面，并注意邻面接触区的清洁。

仔细阅读Axelsson关于PMTC的系列文献，可以发现，PMTC针对的患者人群的健康程度较高。以1972年首批入组患者为例[1]，接受PMTC的患者，35岁以下、36～50岁以及50岁以上年龄组的平均基线探诊深度分别为2.0 mm、3.1 mm和3.2 mm，诊断牙龈炎者均不足25%。也就是说，入组者在**基线时就具有较高的牙周健康程度**。

在邻国日本的牙科体系中，口腔卫生士的工作范围有3个方面：为患者提供预防性干预、医师的助手以及为民众提供口腔保健指导。其预防性干预的主要内容是PMTC和涂氟[2]。近年来，PMTC受到一些国内临床机构的重视并通过中日之间的交流加以引进。PMTC本身的确可以为患者提供更加专业的菌斑控制体验和指导，提高患者的依从性，进而提高其牙周健康水平，但实施之前对患者的牙周健康程度的专业判断必不可少。

值得思考的临床现状

100余年前，把费时却能有效预防牙周组织破坏的预防性洁治的临床操作交由卫生士实施。卫生士以其专业性的发展成为美国牙周病诊疗中，基线检查和非手术清创的专业主体乃至牙科诊疗的重要组成部分[3]。毋庸置疑，专业化的分工促进了学科发展，并为民众的牙周健康提供了保障。在缺乏更细致的专业分工的一些欧洲国家，这一过程通常被简化为用超声或抛光/喷砂设备快速去除龈上的沉积物，而更费时但必要的检查诊断、对患者的激励和指导、必要的龈下治疗以及氟化预防等步骤，却往往被省略[4]。这也正是国内牙周诊疗中的问题所在，是值得同行思考和提高之处。

在我国，牙周完整检查远未普及，在不了解患者的牙周炎症水平，仅凭简单的视诊与粗略探诊就为患者提供预防性洁治或者PMTC等医疗干预，可能会因为不充分的治疗而未能阻断疾病的进展。

从执业资格层面说，我国目前只有口腔执业医师和口腔执业助理医师具有实施牙周治疗的资格。如果由未获专业训练与认可、无操作资格的人员实施上述医疗干预，实施者对患者病情和自身操作的判断能力有限，对患者而言，可能会错过最佳干预时机与干预方式。

① AXELSSON P, LINDHE J. Effect of controlled oral hygiene procedures on caries and periodontal disease in adults [J]. Journal of Clinical Periodontology, 1978, 5(2), 133−151.
② 歯科衛生士の仕事とは [EB/OL] . [2019−06−03] . https://www.jdha.or.jp/aboutdh/.
③ BOWEN D M. History of dental hygiene research [J]. Journal of Dental Hygiene, 2013, 87(Suppl 1): 5−22.
④ LUCIAK-DONSBERGER C. Origins and benefits of dental hygiene practice in Europe [J]. International Journal of Dental Hygiene, 2003, 1(1): 29−42.

10　科学合理地设置牙周相关收费项目

提高牙周诊疗的水平,我们需要做的是如下几点:

(1)进行更全面的病史记录与基线检查。

(2)对每个病例投入更多的时间和精力进行病情与治疗分析,建立清晰的、动态的治疗目标。

(3)用简单易懂又富有专业逻辑性的语言帮助患者理解自身状态和治疗措施。

(4)通过技能的积累给予患者更专业、更高效的治疗。

(5)通过多学科的合作,帮助患者实现牙列功能的提高与外观的改善。

(6)通过系统科学的随访维护,帮助患者实现长期的牙周稳定。

以上这些工作,背后必不可少的是"科学合理地设置牙周相关收费项目"。**就医患双方而言,效益—成本问题是重要且必须直面的问题。**

目前"北、上、广"牙周非手术治疗收费

我国公立医院的牙周相关收费项目多由各省、自治区、直辖市自主定价。以上海市为例,目前上海执行的是由上海市物价局、上海市卫生和计划生育委员会、上海市医疗保险办公室于2014年共同发布的《上海市医疗机构医疗服务项目和价格汇编(2014年)》。在多数省市的收费标准中,"洁治""牙面光洁""龈下刮治""根面平整"等项目分别收费。表8列出了北京市、上海市和广东省的牙周相关收费项目,这些项目及其相应的收费金额可在各地政府发展和改革委员会官网上检索获得[1][2][3]。

将牙周诊疗以较低的诊疗费用纳入国家基本医疗保险,为广大的患者提供了基本医疗保障。然而,上述价格体系在以下3个方面**制约着临床诊疗整体水平的提高。**

(1)现有的项目以临床处理内容为导向,过于强调处理内容本身,而非以患者疾病状态为导向。

(2)检查、病情分析和医患沟通具有很高的专业价值,并且耗费大量的临床时间,相应的收费体系不够完整。

(3)专业诊疗收费过低,无法体现医疗价值,无法保障医疗机构按照疾病本源开展诊疗。

① 北京市医疗服务价格查询［EB/OL］.［2019-06-03］. http://fgw.beijing.gov.cn/bjpc/mediprice/MedicalService2.jsp.
② 广东省医疗服务价格［EB/OL］.(2016-02-25)［2019-06-03］. http://drc.gd.gov.cn/fwjg/content/post_323634.html.
③ 上海市医疗机构医疗服务项目和价格汇编(2014年)［EB/OL］.［2019-06-03］. http://fgw.sh.gov.cn/fzgggz/jggl/jgjgdt/19898.htm.

表8 目前"北、上、广"

北 京 市			上 海 市	
编　码	项目名称	项目说明	编　码	项目名称
W0225000043	脱敏	离子导入法或激光脱敏法	310503001	白细胞趋化功能检查
W0225000044	黏膜上药	无特殊说明	310503002	龈沟液量测定
W0225000045	牙周炎消炎上药	1~3牙	310503003	咬合动度测定
W0225000046	牙周洁治	无特殊说明	310503004	龈上菌斑检查
W0225000047	龈下刮治: 前牙	无特殊说明	310503005	菌斑微生物检测
W0225000048	龈下刮治: 后牙	无特殊说明	310513001	洁治
W0225000049	塞治疗法	无特殊说明	310513002	龈下刮治
W0225000050	药线疗法	无特殊说明	310513003	牙周固定
W0225000051	碘氧疗法	无特殊说明	310513004	去除牙周固定
W0225000052	牙周固定: 腊线	无特殊说明	310513005	牙面光洁术
W0225000053	钢丝	无特殊说明	310513006	牙周保护剂塞治
W0225000058	洁治乳牙牙列	无特殊说明	310513007	急性坏死性龈炎局部清创
W0225000059	洁治混合牙列	无特殊说明		

注: 表中未收录"脓肿切开"等归入其他口腔类别的项目。

牙周基础治疗收费

项目说明	广 东 省		
	编　码	项目名称	项目说明
龈沟液白细胞采集或者血白细胞趋化功能测定	310503001	白细胞趋化功能检查	含龈沟液白细胞采集或血白细胞采集,实验室白细胞趋化功能测定
龈沟液采集和定量	310503002	龈沟液量测定	含龈沟液的采集和定量
牙周袋深度测定,含牙动度测定	310503003	咬合动度测定	无特殊说明
牙菌斑显示及菌斑指数确定	310503004	龈上菌斑检查	含牙菌斑显示及菌斑指数确定
菌斑采集、涂片、染色及微生物检测;包括根管内微生物检测	310503005	菌斑微生物检测	含菌斑采集及微生物检测;包括刚果红负染法、暗视野显微镜法、Periocheck法
无特殊说明	310513001	洁治	包括超声洁治或手工洁治;不含洁治后抛光
含根面平整	310513002	龈下刮治	包括龈下超声刮治或手工刮治
无特殊说明	310513003	牙周固定	含结扎材料;包括结扎与联合固定
无特殊说明	310513004	去除牙周固定	包括去除各种牙周固定材料
含洁治后抛光、喷砂	310513005	牙面光洁术	包括洁治后抛光、喷砂
含保护剂等材料、牙龈表面及牙间隙、牙周塞治	310513006	牙龈保护剂塞治	含牙龈表面及牙间隙
无特殊说明	310513007	急性坏死性龈炎局部清创	包括局部清创、药物冲洗及上药
	310513008	根面平整术	包括手工根面平整

美国牙周非手术清创收费

美国的牙科收费以牙科诊疗项目编码(code on dental procedures and nomenclature, CDT)系统为基础设置。该编码系统由美国牙医学会制定,自1969年启用以来,已成为实现美国牙科诊疗同质性的有力工具[1]。

2000年,CDT编码被命名为"美国健康保险携带和责任法案"(Health Insurance Portability and Accountability Act, HIPAA)的标准代码,成为牙科保险支付的基本依据。在实际应用中,由各医疗机构与保险部门约定各编码项目的金额和支付依据。例如,分区牙周洁刮治和根面平整(D4341)的结算需要提供牙周检查记录表和影像学资料。

CDT编码非常详尽。以2017年的CDT编码为例,牙科检查诊断相关项目(含牙周)的编码近100个,牙体牙髓治疗项目的编码近140个,牙周治疗项目的编码近40个(成人/儿童预防性洁治归类于口腔预防项目,而非牙周项目),种植治疗项目的编码近60个。CDT委员会由牙医行业学会和保险行业协会共同构建,每年会对一些项目进行调整。可以说,这个模式是医疗机构与保险部门协调的体现,最大限度地匹配社会需要与学科的发展状况,保障各方面的利益,限制不良行为。

表9为牙周临床最常用的CDT编码及其内容解读。研读这些诊疗编码,可以发现其编码方式更多的是**以诊断和治疗策略为导向**,具有一定的合理性,能够在客观上引导临床诊疗方案的拟定和实施。

日本的牙周诊疗项目和相应的保险

日本的国民医疗保险涵盖了**牙周治疗**的全部内容,患者就诊时需提供自身的保险卡,医疗机构按照就诊者保险卡种类所对应的自费比例结算(见表10)。

改进收费的尝试与展望

我国私立医疗机构大多未进入医保体系,具有一定的自主定价自由度。大多数私立医疗机构的定价以医保体系为蓝本设置。也有一些机构以"国产品牌一般洗牙""进口品牌高级洗牙""高级无痛洗牙""牙周治疗仪专业洗牙""喷砂"等方式定价,并由患者选择治疗"档次",这样的收费体系在一定程度上掩盖了牙周诊疗的本质。

综合上述**观察与思考**,笔者在私立牙科机构进行了如下**尝试**,供同行参考。

(1)在检查评估方面,设置"一般检查评估"和"完整检查评估"两个种类,一般检查评估以及与患者的病情沟通约花费20分钟椅旁时间,"完整检查评估(不含拍摄X线片)"约花费40分钟椅旁时间。

(2)在治疗方面,设置"轻度炎症的全口牙周基础治疗""中度炎症的全口牙周基础治疗""重度炎症的全口牙周基础治疗""个别牙牙周治疗""牙周维护治疗"5个类别,大致花费的椅旁时间依次为2小时、3小时、4~5小时、

---

[1] Code on Dental Procedures and Nomenclature (CDT Code)[EB/OL].[2019-06-03]. https://www.ada.org/en/publications/cdt.

表9　临床最常用的CDT编码及其内容解读[①]

CDT编码	诊疗项目（英文）	诊疗项目（中文）	内容说明
D0180	Comprehensive periodontal evaluation	完整牙周检查	用于新建病案患者或已建档患者,有牙周病体征/症状或者有吸烟或糖尿病等危险因素者。 包括牙周状况评估、探诊、牙科及全身病史的收集记录。可能包含评估记录龋齿、牙齿缺失、萌出状态、修复状态、咬合关系和口腔癌评估
D1110	Adult prophylasis	成人预防性洁治	去除牙齿表面的牙菌斑、色素和牙石,以防止其对牙龈组织产生局部刺激导致疾病的发生
D4355	Full mouth debridement to enable comprehensive evaluation and diagnosis	全口非手术清创（用于沉积物妨碍完整牙周检查和诊断患者）	全口初步清创,去除影响牙周检查的局部沉积物。 在完成此步骤后,通常随即进行完整的牙周检查以行诊断和拟定牙周治疗计划
D4341	Scaling and root planing (generalized per quadrant)	分区洁刮治和根面平整（通常全口分4区,每区多数牙齿需治疗）	按象限分区治疗,每区受累牙≥4颗。通过彻底洁刮治和根面平整,阻止疾病进展,为组织愈合创造机会。 保险理赔需提交各治疗区治疗前牙周检查表和放射学资料
D4342	Scaling and root planing (localized per quadrant)	分区洁刮治和根面平整（通常全口分4区,每区少数牙齿需治疗）	按象限分区治疗,每区受累牙1～3颗。通过彻底洁刮治和根面平整(SRP),阻止疾病进展,为组织愈合创造机会。 保险理赔需提交各治疗区治疗前牙周检查表和放射学资料
D4381	Localized delivery of antimicrobial agents via a controlled release vehicle into diseased crevicular tissue	龈下患部应用局部控释药	龈下用抗菌药物,并在一定时间内保持一定浓度,以抑制相关病原体,提高局部洁治和根面平整(SRP)后的疗效。保险理赔需按牙位提交报告,并具体说明每颗牙各治疗位点状况,包含全身不利因素的说明,如烟草使用、糖尿病或心脏病等
D4999	Unspecified periodontal procedure, by report	其他治疗项目（需附详细说明）	牙周治疗后的重新评估,涉及状况无特定ADA代码,但需以此明确治疗反应和未来治疗建议时

---

① SWEETING L A, DAVIS K, COBB C M, et al. Periodontal treatment protocol (PTP) for the general dental practice [J]. Journal of Dental Hygiene, 2008, 82(Suppl 3): 16-26.

（续表）

CDT编码	诊疗项目（英文）	诊疗项目（中文）	内容说明
D4910	Periodontal maintenance	牙周维护	积极治疗完成后，在生命周期内，通过去除龈上及龈下牙体或者种植体表面的菌斑生物膜和牙石，防止炎症复发。可能包括局部疾病复发区域的洁刮治和根面平整（SRP），目的在于控制牙周疾病。患者在整个生命周期内，可能会从积极治疗转向牙周维护，然后再转向积极治疗和/或转诊。牙周维护不等同于预防性洁治，其时间间隔应按疾病控制需要来确定，并应不断评估患者的危险因素。保险理赔需提交患者行积极牙周治疗的病史和治疗机构的相关资料，并提交当前牙周检查的临床资料

注：由于CDT编码非公开性，本表内容并非最新。

表10　日本主要牙周基础治疗和维护治疗：治疗项目设置与保险计量

项目名称	保险计量	说　　　明
初诊	234	无特殊说明
复诊	45	无特殊说明
牙科疾病管理	100	最多每月1次
口腔卫生指导	80	最多每月1次
PMTC	68	最多每2月1次
牙龈脓肿切开	180	无特殊说明
骨膜下、腭部脓肿切开	230	无特殊说明
牙周基本检查	50、110、200	以次为单位，依牙齿数目区分
牙周精细检查	100、220、400	以次为单位，依牙齿数目区分
混合牙列牙周检查	80	以次为单位
临床照片拍摄	10	超过5张按5张收费
放射学检查	317～552	依全颌曲面体层片、10张法根尖片、14张法根尖片区分，并区分是否为电子化
初步洁刮治（scaling）	66～142	以全口1/3为单位

（续表）

项目名称	保险计量	说　　明
暂时固定	200～230	以全口1/2为单位
咬合调整	40～60	以牙为单位
脱敏	46～56	以牙为单位
SRP	60、64、72	以牙为单位
袋内壁刮治	60、64、72	以牙为单位
袋内上药	10	无特殊说明
袋内上缓释剂	60、71	因药物不同而异
部分牙再评估	15	以牙为单位
牙周支持治疗I（1次/3月）	200、250、350	以次为单位,依牙齿数目区分
牙周支持治疗II（1次/月）	380、550、830	以次为单位,依牙齿数目区分

资料来源: 小原啓子,畠山知子.歯科衛生士の歯周治療の本2016—2017［M］.东京: 歯医薬出版株式会社,2016.
注: 表中保险计量单位为"点数",1点=10日元。

10～20分钟、40分钟; 在每类治疗中,"龈上/龈下""局麻下/非局麻下""用哪种超声仪器及工作尖""用哪种手用器械""喷砂与否/喷砂种类""抛光与否",则基于患者的病情进行相应的选择,不成为收费不同的原因。

（3）在体现医师水平层次方面,对于患者而言,基础治疗的终点不应因医师水平而有差别,应尽量客观地控制质量。处在初学阶段的医师,与临床经验丰富的医师相比,可能需要更长的椅旁时间完成相同的治疗目标,此时,对患者的收费应适当给予折扣,以补偿患者所多花费的时间。

11　警惕以牙周手术为导向的牙周诊疗

近年来，对牙周手术感兴趣的临床医师越来越多，我们要警惕自己陷入以牙周手术为导向的思路，而应提醒自己从医疗的本源出发，把临床决策建立在解决临床问题，获得和保持患者牙周健康的目标上。

从解决临床问题的角度分析牙周治疗

与理想健康状态相比，牙周组织的主要临床问题可以归结为**牙周组织减少**和**牙周组织过量**两个方面。

牙周组织总是处于炎症破坏的风险之中，无论是何种阶段的何种临床问题，都可能需要首先通过基础治疗和（或）维护治疗，获得低牙周破坏风险的牙周局部状态和相应的全身状态，以及良好的行为习惯，并长期维护和保持。在此基础上，手术治疗才可能进一步达到如下目标：① 消除牙周袋及不良牙龈形态，降低牙周进一步破坏的风险（如翻瓣术、牙龈切除术等）；② 获得软硬组织增量（如根面覆盖术、牙周组织再生术）；③ 修整形态（如牙冠延长手术）。从临床问题出发分析牙周治疗目的的总结如图40所示。

牙周手术治疗的时机把握

从群体的角度，完善的牙周基础治疗可以使大多数的牙周炎患者的大部分位点实现4 mm以下的探诊深度以及袋内炎症的消退，而不需要行进一步手术治疗以消除牙周袋[1]。从个体角度，通过牙周基础治疗可以消除很多位点的牙周袋，使大多数患牙可通过长期的维护治疗获得临床健康，因而是否需要牙周手术的判断应建立在完善的基础治疗之后[2]。

在认真评估患者的基线、仔细地进行牙周基础治疗、获得"干干净净"的牙面，引导患者理解疾病，并做好牙菌斑控制等努力之中，我们会看到，牙龈软组织如何从松软、暗红的状态变成坚韧、粉红的状态（见图41）。这时，通过再评估确认仍存在难以保持长期附着水平稳定的患牙以及位点，对其实施手术治疗可以进一步消除牙周袋，改善牙周组织形态，从而为患者提供更安全的牙周环境；或者可通过再生/增量手术获得牙周组织的软硬组织增量[3]。此时，可以建议患者接受牙周手术治疗，以获得更好的牙周健康保障。

① DEAS D E, MORITZ A J, SAGUN R S JR, et al. Scaling and root planing vs. conservative surgery in the treatment of chronic periodontitis ［J］. Periodontology 2000, 2016, 71(1): 128−139.
② HUNG H C, DOUGLASS C W. Meta-analysis of the effect of scaling and root planing, surgical treatment and antibiotic therapies on periodontal probing depth and attachment loss ［J］. Journal of Clinical Periodontology, 2002, 29(11): 975−986.
③ 中华口腔医学会牙周病学专业委员会. 重度牙周炎的手术治疗专家共识 ［J］. 中华口腔医学杂志, 2018, 53（8）: 508−512.

临床问题	基础治疗与 维护治疗的目的	手术治疗的目的与手术类别		
牙周组织减少	消除炎症破坏的病因因素，阻断牙周破坏，获得低牙周破坏风险的牙周局部状态和相应的全身状态与行为习惯，并长期维护和保持	降低破坏风险	翻瓣（骨修整）/龈切 清创消除牙周袋	
		再生/增量	硬组织增量 （牙周组织再生）	根分叉区
				骨下袋缺损区
				骨开裂开窗区
			软组织增量	根面覆盖
				附着龈增宽
				附着龈增厚
牙周组织过量		修整形态	延长临床牙冠	
			改变系带附丽位置	
			切除牙龈瘤	

图40 从临床问题出发分析牙周治疗的目的

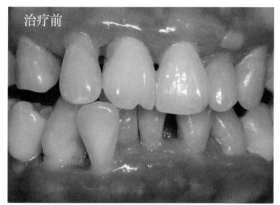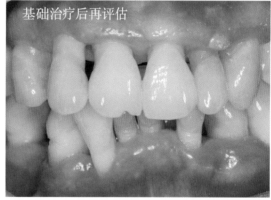

治疗前　　　　基础治疗后再评估

图41 基础治疗后软组织外观的改变

没有先进行切实的基础治疗，就直接以手术治疗为导向的牙周治疗是对患者的不负责任，也不能帮助临床医师真正把握病况且实现自身成长。

做好牙周手术，以最少的组织丧失量和最小的损伤，换来最大限度的牙周状态的改善，是治疗的根本目标。通过完善的基础治疗，牙龈组织获得充分的改建，在炎症状态下松软的牙龈组织因结缔组织炎性渗出的消退、纤维的修复，而恢复致密、坚韧的质地。此时，才能设计并实施更合适的手术切口，才能以更小的出血量和更清晰的术中视野，加上清创、复位、缝合等手术技巧的应用，最后获得更顺利的术后组织愈合和良好的治疗效果。

与手术过程顺利及术后愈合同等重要的是完善的基础治疗所获得的状态，这也意味着患者对自身疾病的充分理解，并且养成了良好的口腔卫生习惯，消除了相应的全身危险因素。这一状态正是获得长期稳定疗效的根本保证。换言之，如果患者的口腔卫生习惯尚未养成，吸烟等不良习惯依然严重地影响牙周组织，即使完成手术治疗，日后牙周炎症复发的风险也比较高，而这类复发状况是临床医师不希望面对的（见图42）。

所以，先积累若干完整的牙周基础治疗病例，有条件者，请更专业的牙周医师帮助自己把握牙周基础治疗的终点，分析存在的差距，在建立一定的基础治疗自信后，再开展牙周手术治疗，是年轻医师可以选择的成长方式。

手术治疗不是牙周治疗的起点，更不是牙周治疗的终点，持之以恒的维护治疗才是真正获得手术治疗长期疗效的保障[①]。用专业的方式进行牙周积极治疗后的复查维护，帮助患者养成遵医嘱复诊、自我管理口腔卫生等良好的习惯，帮助患者提高正畸/修复治疗的成功概率，并使天然牙/种植牙能更长久地为患者服务，是牙周诊疗的价值所在。

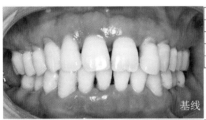

基线

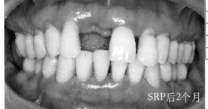

SRP后2个月

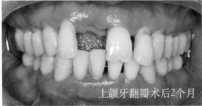

上颌牙翻瓣术后2个月

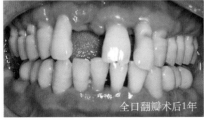

全口翻瓣术后1年

图42 基础治疗不完善者的牙周手术治疗

注：此患者男性，42岁，吸烟20支/日且未控制，菌斑控制尚不稳定，在牙龈炎症消退不良时就进行了牙周手术治疗。术后1年，多位点牙周袋控制不良或者复发。

---

① MOMBELLI A. Maintenance therapy for teeth and implants［J］. Periodontology 2000, 2019, 79(1): 190−199.

第二部分

牙周基础治疗和
维护治疗的技术细节

　　牙周病史的收集、临床与放射学检查、患者危险因素及合理医疗干预的判断、各种牙周器械的治疗干预以及贯穿始终的医患沟通,构成了牙周病临床诊疗的主要内容。只有通过刻意且正确的练习和自我纠正,才能帮助医师建立椅旁沟通与操作等各个环节的专业自信。

　　这些技术环节包括各种场景下用合适的语言向患者传递最核心信息的沟通技术、利用提纲辅助实现完整高效的检查、局部麻醉选择与操作技术、根据非手术清创部位沉积物与牙周组织的实际状态选择使用各类器械的具体操作、咬合判断与干预以及与医师自身健康密切相关的人体工学原则与实现细节。

　　本部分包括第12章～第20章,将从9个方面具体介绍上述细节。

12 病史收集与医患沟通

看似简单的询问和沟通,却是患者理解牙周诊疗并长期配合的关键,也是牙周治疗成功的保障。很多临床医师常常感到难以说服患者接受治疗,即使患者接受了治疗,但真正能建立长期且充分的菌斑控制能力和习惯的患者的比例也不尽如人意[1][2]。患者对疾病的理解,在很大程度上来自医师的专业说明和在病程变化中其自身的体验。沟通的专业性和沟通能力的提高,有赖于医师日常的用心积累。

医患沟通的原则

(1)分解为不同的环节。

医患沟通的过程可以分解为多个环节,每个环节需要向患者传递各不相同的信息。患者对自身牙周疾病的理解以及行为习惯的养成能力千差万别,在各沟通环节,需要医师有针对性地、逻辑严谨地给予患者专业的引导,最大限度地利用好有限的椅旁时间,以获得理想的医患沟通效果。

(2)按照提纲沟通。

将各环节的沟通内容整理为提纲并打印出来,在对话中,医师/助手按照提纲,一边向患者询问和说明,一边记录(见图43)。这样的方式,一方面能保证医师不遗漏重要问题;另一方面以专业、认真的态度引导患者关注自身的全身和局部状态以及口腔卫生习惯。

一些国内外机构采用无纸化方式诊疗,但也以同样的原则设计医患沟通的各个环节。

(3)建立具有专业性的自身风格。

医师以专业的、带有自身风格的措辞掷地有声地向患者传递信息,观察患者是否理解,有何顾虑,并相应地调整措辞。

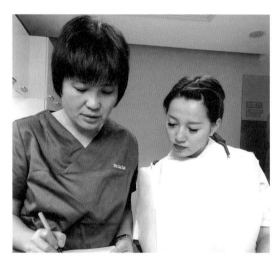

图43 医患沟通的环境状态设置

注:清晰的提纲、医患之间的位置关系、医师的专业态度,均是建立良好医患关系的起点。

---

① TRACIE M, UMAKI T M, UMAKI M R, et al. The psychology of patient compliance: a focused review of the literature [J]. Journal of Periodontology, 2012, 83(40): 395−400.
② ECHEVERRIA J J, ECHEVARRIA A, CAFFESSE R G, et al. Adherence to supportive periodontal treatment [J]. Periodontology 2000, 2019, 79(1): 200−209.

医患沟通各环节的目标、提纲和要点

期望、全身健康状况、口腔以及牙周相关的行为习惯、家族史。

环节一：病史收集环节的医患沟通（用时5～10分钟）

（1）主要目标：了解患者的相关症状、主要

（2）参考提纲：见图44及附录1和附录2。

（3）沟通要点：这部分信息内容不可缺少，但顺序可调整。

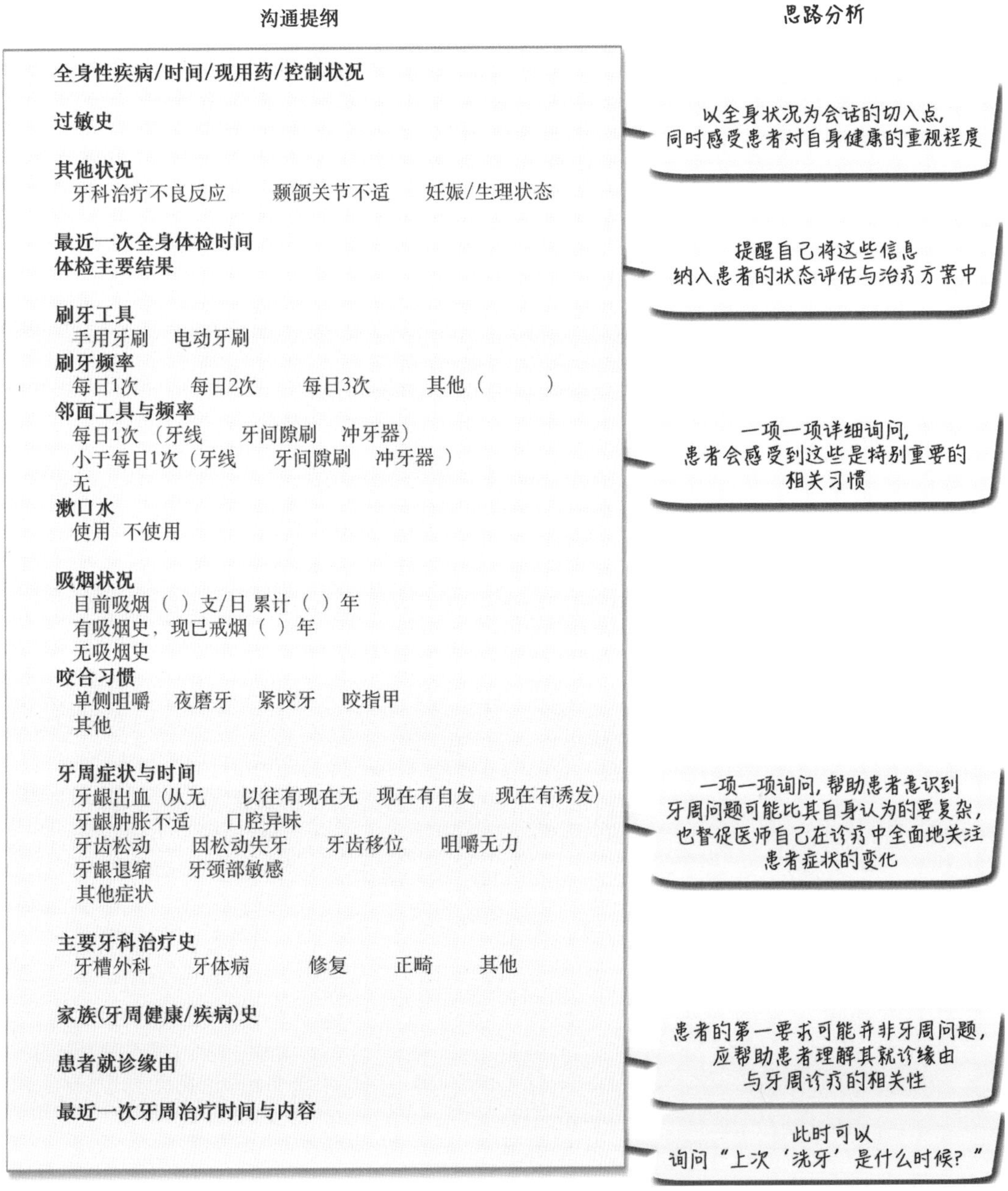

沟通提纲　　　　　　　　　　　　　　**思路分析**

全身性疾病/时间/现用药/控制状况

过敏史

其他状况
　牙科治疗不良反应　　颞颌关节不适　　妊娠/生理状态

> 以全身状况为会话的切入点，同时感受患者对自身健康的重视程度

最近一次全身体检时间
体检主要结果

> 提醒自己将这些信息纳入患者的状态评估与治疗方案中

刷牙工具
　手用牙刷　电动牙刷
刷牙频率
　每日1次　　每日2次　　每日3次　　其他（　　）
邻面工具与频率
　每日1次（牙线　牙间隙刷　冲牙器）
　小于每日1次（牙线　牙间隙刷　冲牙器）
　无
漱口水
　使用　不使用

吸烟状况
　目前吸烟（ ）支/日 累计（ ）年
　有吸烟史，现已戒烟（ ）年
　无吸烟史
咬合习惯
　单侧咀嚼　夜磨牙　紧咬牙　咬指甲
　其他

> 一项一项详细询问，患者会感受到这些是特别重要的相关习惯

牙周症状与时间
　牙龈出血（从无　　以往有现在无　现在有自发　现在有诱发）
　牙龈肿胀不适　　口腔异味
　牙齿松动　　因松动失牙　　牙齿移位　　咀嚼无力
　牙龈退缩　　牙颈部敏感
　其他症状

> 一项一项询问，帮助患者意识到牙周问题可能比其自身认为的要复杂，也督促医师自己在诊疗中全面地关注患者症状的变化

主要牙科治疗史
　牙槽外科　　牙体病　　修复　　正畸　　其他

家族(牙周健康/疾病)史

患者就诊缘由

> 患者的第一要求可能并非牙周问题，应帮助患者理解其就诊缘由与牙周诊疗的相关性

最近一次牙周治疗时间与内容

> 此时可以询问"上次'洗牙'是什么时候？"

图44　病史收集环节的医患沟通提纲

一方面,医师应第一时间了解和把握患者的主观诉求,包括患者口腔、牙列、牙周症状与相关习惯;另一方面,引导患者在此沟通过程中,了解并理解这些状况和习惯与其口腔、牙列和牙周状况密切相关。

这些初步理解,可为之后的病因因素分析以及干预措施的说明与沟通打下基础。其中,关于牙周相关的症状宜以列举的方式——询问是否发生过(而非直接请患者说出有哪些症状),这也是帮助患者注意其牙周相关问题的有效方式。

环节二:口腔检查及牙周检查前(间)的医患沟通(用时2～5分钟)

(1)主要目标:帮助患者理解即将开展的各项检查的目的和必要性,建立患者在被检查过程中对所听到的各项指标的关注与理解,了解检查过程中的可能感觉。

(2)参考顺序:

① 临床照片——记录基线即诊疗前的牙龈与牙列外观与状态。

② 口外到口内的整体检查。

③ 牙周专科检查。

④ X线检查。

(3)沟通要点:

① 收集病史后,应向患者说明随后要进行的几个事项和需要花费的时间,为患者建立程序感,这也是树立医师专业形象的有效方式。

② 在接下来的检查中,医师与帮助拍照/记录的助手配合默契,也是以肢体语言向患者展示专业态度和对患者口腔及牙列状况的专业观察。

③ 在牙周探诊检查前,用尽量清晰的语言,有条件时结合模式图或者模型,向患者解释探诊时医师所报数字的意义,并且告知患者检查时的可能感觉(见图45)。

④ 在X线检查前,应向患者强调放射学的检查是为了观察牙槽骨的位置。X线检查后,应对照X线片为患者解释整体状况,并指出健康时

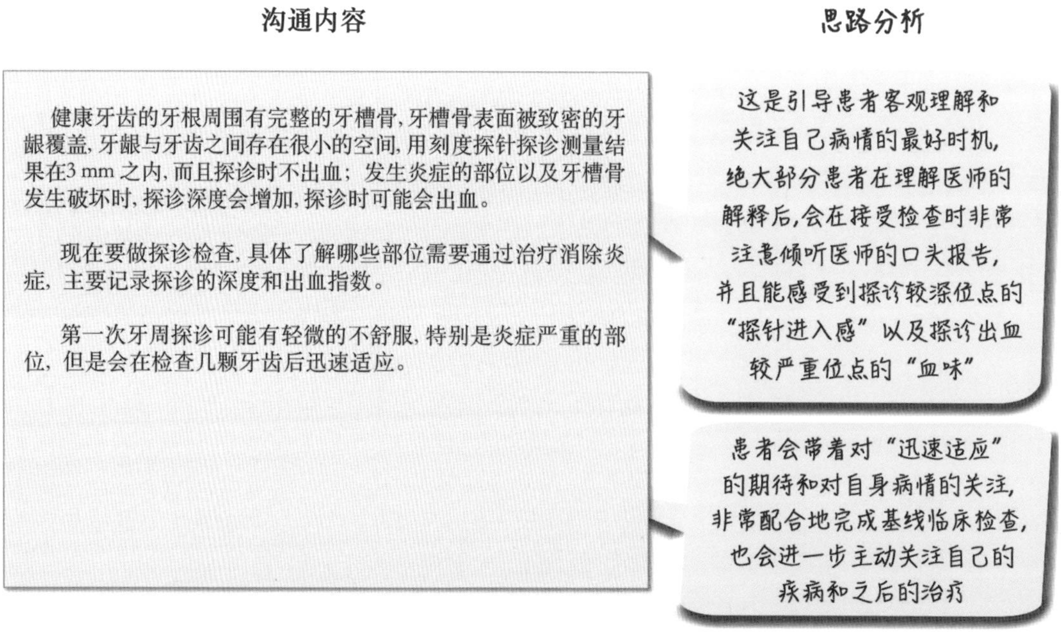

沟通内容

健康牙齿的牙根周围有完整的牙槽骨,牙槽骨表面被致密的牙龈覆盖,牙龈与牙齿之间存在很小的空间,用刻度探针探诊测量结果在3 mm之内,而且探诊时不出血;发生炎症的部位以及牙槽骨发生破坏时,探诊深度会增加,探诊时可能会出血。

现在要做探诊检查,具体了解哪些部位需要通过治疗消除炎症,主要记录探诊的深度和出血指数。

第一次牙周探诊可能有轻微的不舒服,特别是炎症严重的部位,但是会在检查几颗牙齿后迅速适应。

思路分析

这是引导患者客观理解和关注自己病情的最好时机,绝大部分患者在理解医师的解释后,会在接受检查时非常注意倾听医师的口头报告,并且能感受到探诊较深位点的"探针进入感"以及探诊出血较严重位点的"血味"

患者会带着对"迅速适应"的期待和对自身病情的关注,非常配合地完成基线临床检查,也会进一步主动关注自己的疾病和之后的治疗

图45　牙周探诊检查前向患者解释的要点

牙槽骨的位置,患者牙周破坏的程度以及哪些牙齿(结合临床状况)预后无望/存疑,哪些牙齿需要牙体牙髓病诊疗,指出之后的牙周基础治疗目标是通过控制炎症,阻断"珍贵的牙槽骨"继续破坏,以期待患牙能长期稳定地行使功能。如果存在可能再生手术的位点(如垂直型破坏或者Ⅱ度根分叉病变部位),也可用一句话说明手术的可能性,但在此阶段,只需简单提及,而不宜重点强调。

环节三:病情与治疗过程说明环节的医患沟通(用时10～15分钟)

(1)主要目标:帮助患者理解牙列和牙周状态、治疗的预期目标、医师采取的措施(消除哪些局部因素以及怎样消除)、患者需要配合的事项与治疗费用,在治疗中和治疗后患者的可能感觉及合适的对策。

(2)参考提纲:见图46及附录7。

(3)沟通要点:

① 借助患者在病史回顾与检查过程中所建立的初步理解,进一步清晰地向患者传递专业的病情分析结果、治疗目标和治疗方案,并关注患者的理解与接受程度。

② 沟通提纲中的事项是在此环节需向患者传递的最有用的信息,也是建立患者今后依从治疗计划、理解牙周状况评估的动态性与牙周诊疗长期性的重要角度。

③ 口腔卫生指导方面,让患者尽快学会自我判断牙面是否干净,比学会各种刷牙方法更为重要。应在第一时间指导患者明确牙刷的清洁范围,明确牙面干净才是最终的目标,而不是刷牙的时间。鼓励患者在建立"干净感"的阶段使用新的且刷毛略硬的牙刷,以体会牙面上的软质菌斑去除后的"光滑感"和"坚硬感",

并根据患者状况向其推荐合适的邻面清洁工具。描述牙间隙刷、单束刷等患者第一次接触的邻面清洁工具时,要尽量具体(见图47)。

④ 在治疗之前说明整个疗程中患者口腔中的感觉变化及合适的应对心态与措施,将比在之后的治疗过程中再解释更容易被患者所接受,全面的事先说明是医师专业性的体现,也是提高患者信任度与依从性的重要因素。

⑤ 针对患者的主诉期待,客观地说明对相关诉求的预测。

在临床实践中,患者的实际理解程度和医师以为的患者理解程度并不一致。在医患沟通中,医师要不断观察患者是否真正理解,并调整沟通的节奏和重点,才能获得最好的沟通效果。

环节四:治疗前和治疗中的沟通(用时2～3分钟)

(1)主要目标:了解在复诊间隔期间患者的行为习惯,主观症状的变化,向患者说明本次治疗中医师的主要操作、患者在治疗中的可能感受,以消除患者的紧张感。

(2)参考提纲:见图48。

(3)沟通要点:

① 患者进入诊室前,医师应复习患者的病史,了解其主要症状与最需要关注的问题,与患者的对话从上述症状和问题开始,这也是引导患者回忆自身牙周状态与行为习惯关系的过程,医师应充分重视患者症状的变化。

② 患者在执行新的行为习惯时,会有多种多样的疑惑,比如牙间隙刷的方向、使用感觉等,主动地去了解他们的疑惑,可以尽早纠正其不当之处。

③ 治疗开始前,应就患者关心的问题和需要患者配合的事项进行说明和约定。

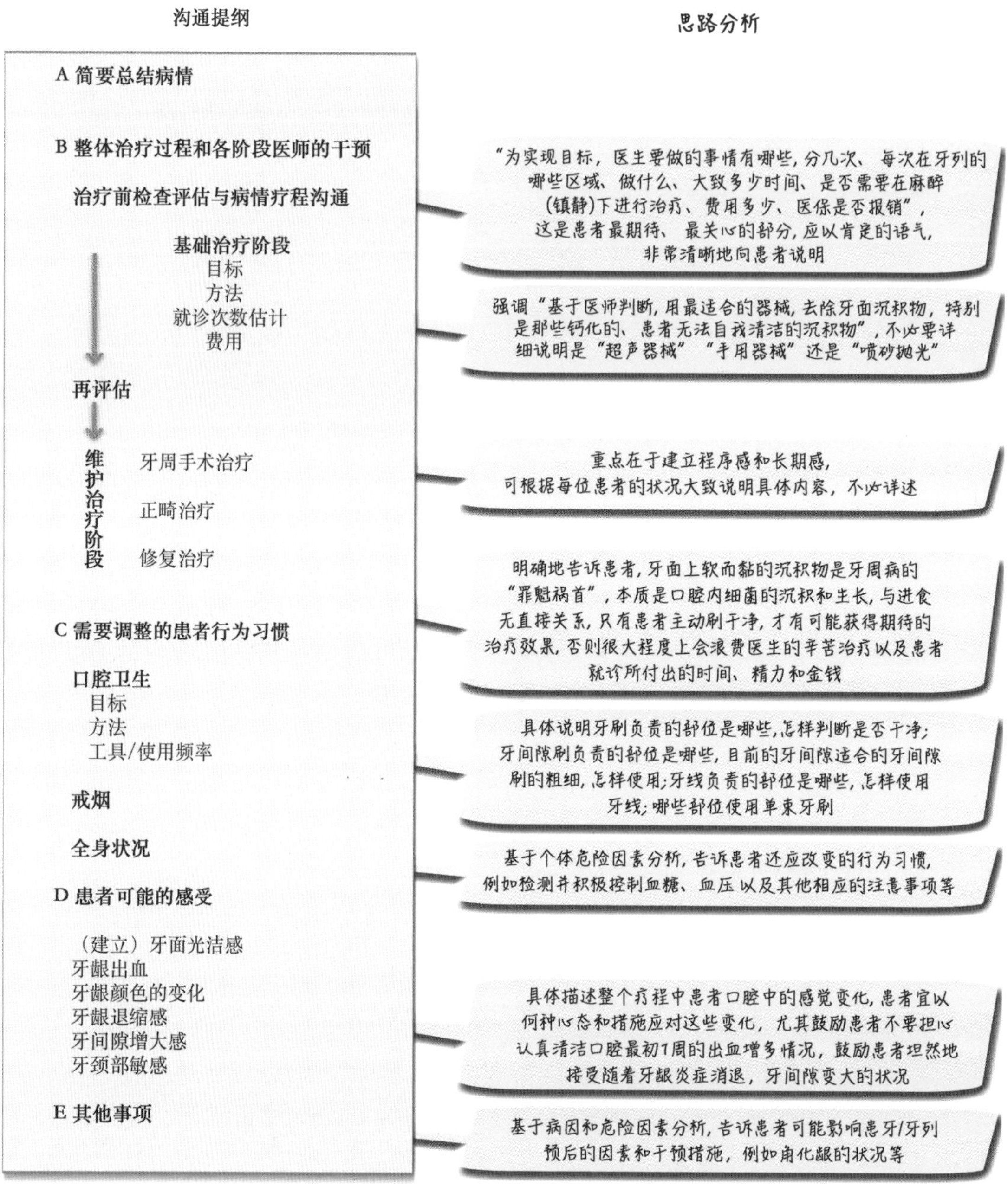

沟通提纲　　　　　　　　　　　　　　思路分析

A 简要总结病情

B 整体治疗过程和各阶段医师的干预

治疗前检查评估与病情疗程沟通

"为实现目标，医生要做的事情有哪些，分几次、每次在牙列的哪些区域、做什么、大致多少时间、是否需要在麻醉（镇静）下进行治疗、费用多少、医保是否报销"，这是患者最期待、最关心的部分，应以肯定的语气，非常清晰地向患者说明

基础治疗阶段
目标
方法
就诊次数估计
费用

强调"基于医师判断，用最适合的器械，去除牙面沉积物，特别是那些钙化的、患者无法自我清洁的沉积物"，不必要详细说明是"超声器械""手用器械"还是"喷砂抛光"

再评估

维护治疗阶段　牙周手术治疗

正畸治疗

修复治疗

重点在于建立程序感和长期感，可根据每位患者的状况大致说明具体内容，不必详述

C 需要调整的患者行为习惯

明确地告诉患者，牙面上软而黏的沉积物是牙周病的"罪魁祸首"，本质是口腔内细菌的沉积和生长，与进食无直接关系，只有患者主动刷干净，才有可能获得期待的治疗效果，否则很大程度上会浪费医生的辛苦治疗以及患者就诊所付出的时间、精力和金钱

口腔卫生
目标
方法
工具/使用频率

具体说明牙刷负责的部位是哪些，怎样判断是否干净；牙间隙刷负责的部位是哪些，目前的牙间隙适合的牙间隙刷的粗细，怎样使用；牙线负责的部位是哪些，怎样使用牙线；哪些部位使用单束牙刷

戒烟

全身状况

基于个体危险因素分析，告诉患者还应改变的行为习惯，例如检测并积极控制血糖、血压以及其他相应的注意事项等

D 患者可能的感受

（建立）牙面光洁感
牙龈出血
牙龈颜色的变化
牙龈退缩感
牙间隙增大感
牙颈部敏感

具体描述整个疗程中患者口腔中的感觉变化，患者宜以何种心态和措施应对这些变化，尤其鼓励患者不要担心认真清洁口腔最初1周的出血增多情况，鼓励患者坦然地接受随着牙龈炎症消退，牙间隙变大的状况

E 其他事项

基于病因和危险因素分析，告诉患者可能影响患牙/牙列预后的因素和干预措施，例如角化龈的状况等

图46　病情与治疗过程说明环节的医患沟通要点

④ 在治疗前与治疗中，医师可能发现一些具体问题，应及时告知并帮助患者采取有效措施。例如，某个区域菌斑控制差于其他区域，医师可建议其变换刷牙的顺序，如先清洁菌斑控制差的区域，更换牙间隙刷的型号，使用单束牙刷清洁邻牙缺失的牙齿邻面等。

环节五：治疗结束后的沟通（3～5分钟）

（1）主要目标：鼓励患者坚持治疗，具体告知此次治疗后患者的可能感觉与对策、患者日常相关行为习惯的保持与提高的要点、下次就

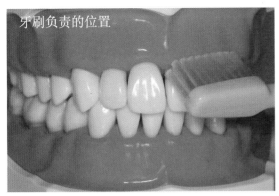
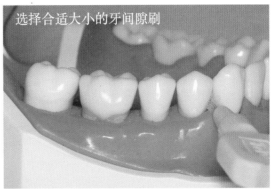
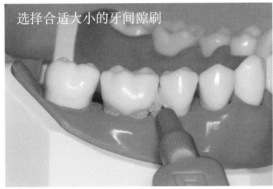
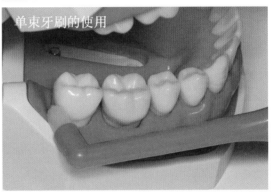

图47　邻面清洁工具的选择和使用

注：结合模型向患者传递的重点信息，牙刷负责的位置以及怎样判断牙刷是否完成任务；牙线负责的位置，怎样选择和使用牙线；牙间隙刷负责的位置，间隙刷的大小选择——足够粗，插入牙间隙要有阻力感，图中黄色牙间隙刷为较细型号，绿色牙间隙刷为较粗型号；使用牙间隙刷的方式——要用摩擦力量清除邻面牙菌斑；单束牙刷负责的位置，怎样使用单束牙刷。

沟通提纲　　　　　　　　　　　　　　　**思路分析**

> A　症状的变化
>
> B　相关行为习惯的变化
>
> C　行为习惯中的疑惑
>
> D　当天治疗计划中的内容
>
> E　其他补充说明情况

> 尤其对患者在治疗中可能的疼痛程度以及医生相应的管理对策（调整功率、局麻、暂停治疗）进行具体说明和约定，以帮助患者体会医生对牙周治疗中的疼痛的专业管理，消除患者的不安与恐惧

图48　治疗前医患沟通提纲

诊的时间与治疗计划以及今后的大致计划。

（2）参考提纲：见图49。

（3）沟通要点：

① 牙周治疗后可能出现的状况，虽然在之前"沟通病情与治疗计划"环节已经说明，但仍然有必要在每次治疗后继续重复。

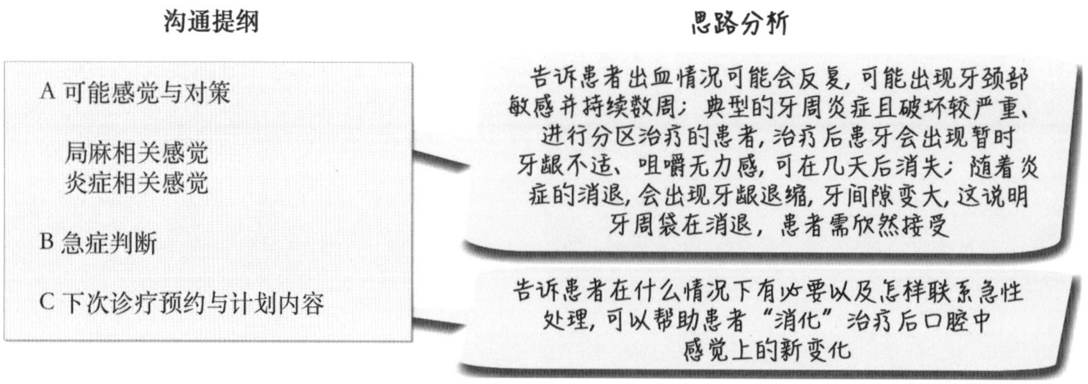

沟通提纲	思路分析
A 可能感觉与对策 　局麻相关感觉 　炎症相关感觉 B 急症判断 C 下次诊疗预约与计划内容	告诉患者出血情况可能会反复,可能出现牙颈部敏感并持续数周;典型的牙周炎症且破坏较严重、进行分区治疗的患者,治疗后患牙会出现暂时牙龈不适、咀嚼无力感,可在几天后消失;随着炎症的消退,会出现牙龈退缩,牙间隙变大,这说明牙周袋在消退,患者需欣然接受
	告诉患者在什么情况下有必要以及怎样联系急性处理,可以帮助患者"消化"治疗后口腔中感觉上的新变化

图49　治疗后医患沟通提纲

② 对于进入维护期的患者,还应说明基于目前情况的维护间隔和今后情况变化后维护间隔的调整方向,帮助患者在脑海中建立一幅大的时间图。

社会经济的发展与文明程度的提高使人们有条件获得更健康的牙周及口腔状态。作为处在这个时代的幸运的我们,应本着如下原则:① 各诊疗环节有其着重的沟通目标和要点;② 准备好相应的提纲,完整地交换信息;③ 建立自身的专业风格("气场"),从职业本源出发,在实践中不断体会和总结,定会帮助更多的患者更好地理解牙周健康对于个人生活质量的意义,使其接受有循证依据的干预措施,并付出相应的努力,从而实现更好的牙周健康状态。

13　从口内检查到牙周检查

完整检查的原则包括按照一定的顺序检查且同时记录,避免遗漏;一边检查,一边分析、思考检查所见问题的成因,训练自己的临床思维能力。本节重点描述口内、牙列和牙周检查的技术细节。相关的完整检查提纲与表格可参考附录。

口外/口内检查

口外检查主要包括面部皮肤、腮腺区、头颈部淋巴结和颞下颌关节的视诊以及触诊检查。结合我国的牙科体系,在牙周诊疗的临床实际操作中,通常基于视诊检查的结果以及医师自身的专业(全科或专科),由当诊医师或推荐患者至各专科医师处进行触诊等进一步检查。

口内检查主要包括唇、颊、腭等口腔黏膜、口底区、舌以及牙龈的视诊和触诊检查。按照提纲,医师在助手或者护士的提示下可迅速完成(见图50)。在此过程中,观察并记录患者是否存在口腔异味和唾液分泌减少的状况,如果医师发现患者存在上述情况,应进一步问询以确认患者的相关症状和病史。

将视诊牙龈的检查与记录放置于口内检查环节实施,且单列项目并详细记录,这主要是基于两个方面的考虑:① 满足患者期待关注其牙周状况的心理;② 把牙龈的视诊观察作为口腔黏膜检查的一部分,在操作中的连续性更高。

在视诊牙龈时,以一定的顺序(如右上后牙颊侧最远中→左上后牙颊侧最远中;左上后牙舌侧最远中→右上后牙舌侧最远中;右下后牙颊侧最远中→左下后牙颊侧最远中;左下后牙舌侧最远中→右下后牙舌侧最远中),观察牙龈的位置(退缩与否)、颜色、质地、有无窦道口、异常肌肉系带附着,并请助手进行记录。

在观察牙龈的过程中,也可对患者的可能诊断及预后进行初步判断。比如,牙龈质地松软者,治疗后牙龈会退缩得更多、更快;观察到窦道,则要思考其可能的来源,并用牙胶尖示踪放射学检查进行确诊;观察到异常肌肉系带附着,要思考其牙周状态是否与相应部位角化龈的量有关等。

在专注的检查中,用专业的语言向助手描述检查所见,既可帮助医师不遗漏所需观察的内容,也是给患者提示病情、提高患者的关注度和其对疾病的理解度,乃至提高患者信赖度与依从度的重要过程。

牙列状态检查和咬合检查

牙列检查包括牙列、牙体、修复状态、咬合状态与咬合运动的检查。通过视诊可以获得失牙与修复以及牙体状态的初步印象。如果存在活动或者固定修复体,应进行进一步评估(本书未包含)。

A 口外视诊/触诊检查

B 口内视诊/触诊检查

口气
黏膜　　唇　颊　腭　口底　舌
唾液
牙龈　龈缘位置　颜色　形态　质地　肌肉系带附着　生物型　其他（如窦道）

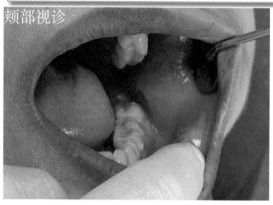
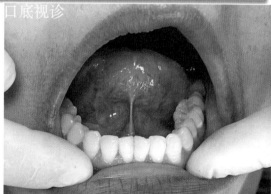
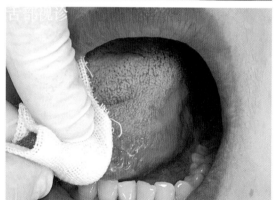
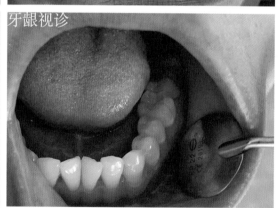

图50　口外/口内检查提纲及颊部、口底、舌部和牙龈的视诊检查

静态咬合状态检查记录可按照图51所示的顺序进行。

动态咬合状态的检查常被临床医师所忽视,可参考以下要点进行(见图51):

(1)由医师或者助手简单演示正中咬合运动、下颌前伸运动和侧方运动,帮助患者理解指令。

(2)嘱患者行连续正中咬合运动,医师右手食指置于患者上颌前牙龈缘处,感受是否出现咬合震颤感,然后将手指自前牙向后牙区分别移动,行咬合震颤触诊,结合视诊观察以判断正中咬合时是否存在个别牙早接触[①]。

(3)嘱患者由正中咬合进行下颌前伸运动,

―――――――――――――――――
① 本书以右利手描述。

A 牙列缺损及修复
B 咬合状态
　位置异常　　拥挤　　异常磨耗　　磨牙关系　　尖牙关系　　前牙覆盖殆前牙覆
C 咬合运动
　正中震颤　　前伸运动　　左侧侧方运动　　右侧侧方运动

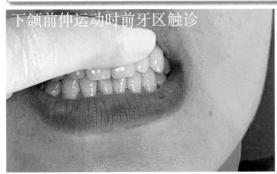
下颌前伸运动时前牙区触诊

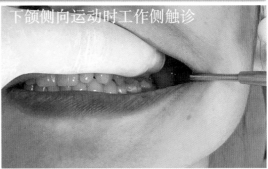
下颌侧向运动时工作侧触诊

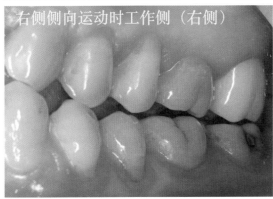
右侧侧向运动时工作侧（右侧）

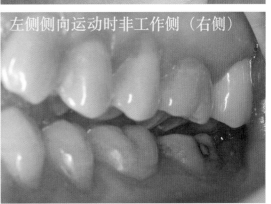
左侧侧向运动时非工作侧（右侧）

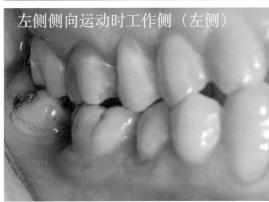
左侧侧向运动时工作侧（左侧）

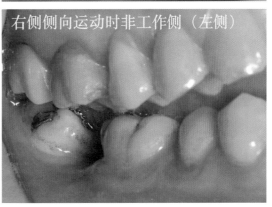
右侧侧向运动时非工作侧（左侧）

图51　牙列及咬合检查提纲及咬合运动检查

并保持下前牙切缘沿上颌舌面运动，医师右手食指置于患者上颌前牙近龈缘处，感受是否出现咬合震颤，结合视诊观察，以判断前伸运动时是否存在前牙区个别牙早接触；重复前伸运动，结合视诊观察并请患者自我感受前伸运动中上下后牙间咬合接触的分离过程，以辨别后牙区是否存在个别牙咬合干扰。

（4）嘱患者由正中咬合进行左侧侧方运动，并保持工作侧（左侧）下颌后牙颊尖舌斜面沿上颌后牙颊尖舌斜面运动，医师右手食指置于患者左上后牙龈缘处，感受是否出现咬合震颤，结合视诊观察，判断侧方运动时是否存在左侧个别后牙早接触；重复左侧侧方运动，结合视诊观察并请患者自我感受右上下后牙间的分离过程，辨别右后牙区是否存在个别牙咬合干扰。

（5）嘱患者由正中咬合进行右侧侧方运动，并保持工作侧（右侧）下颌后牙颊尖颊斜面沿上颌后牙颊尖舌斜面运动，医师右手食指置于患者右上后牙龈缘处，感受是否出现咬合震颤，结合视诊观察，判断侧方运动时是否存在右侧个别后牙早接触；重复右侧侧方运动，结合视诊观察并请患者自我感受左上下后牙间的分离过程，辨别后牙区是否存在个别牙咬合干扰。

（6）检查震颤[①]时，可首先将食指水平放置，比较相邻牙的震颤程度，然后将食指放置为牙齿长轴方向，精确感受震颤牙的震颤程度。

（7）扣诊震颤与牙齿松动也密切相关，但并不等于存在早接触或者咬合创伤，判断牙列动态咬合情况应结合视诊检查，精确判断还应进一步使用蜡片、咬合纸、研究模型乃至电子记录设备（如T-Scan）等[②][③]。

在牙列检查过程中，还应注意观察评估患者牙齿磨耗特征，根据具体情况进一步确认/印证其是否存在夜磨牙、紧咬牙、单侧咀嚼等习惯，上述检查所获得的牙列/咬合信息，可以引导医师进一步进行咬合干预的判断。

牙周检查

牙周检查以牙周检查表为引导进行，虽然牙周检查表的设计多种多样，但共同原则是清晰记录患者的牙周病变状态，并对治疗有指导作用。

以牙周检查表为核心，具体**临床检查记录步骤**如下（见图52）：

（1）划除记录表上缺失牙及未萌出牙齿的位置，在种植牙部位做标示。

（2）对余留牙进行松动度检查。

（3）牙周和种植体周探诊深度、探诊出血检查。每完成3～7个牙齿的PD检查记录后，观察记录各牙齿的BI。

（4）需要时，测定并记录龈缘（gingival margin，GM）与釉牙骨质界（cementum enamel junction，CEJ）的距离（GM-CEJ）。

（5）需要时，行根分叉探诊检查。

（6）需要时，行菌斑染色检查。

（7）需要时，行其他检查。

下文将详细说明松动度检查、牙周探诊检查、根分叉检查以及菌斑染色检查的操作要点。

松动度检查通常以敷料镊为工具，用敷料镊夹持前牙切缘，颊舌向及近远中向轻轻摇动牙齿，或者并拢敷料镊两喙，抵于后牙𬌗面窝，行颊舌向和近远中向运动（见图53）。在此过程中，根据牙齿摇动的方向和幅度判读记录松动度：仅颊舌方向松动记为Ⅰ度，颊舌和近远中方向松动记为Ⅱ度，颊舌、近远中和垂直方向松动记为Ⅲ度松动。另一种判读是对超

---

① 震颤是指当施加𬌗力于牙齿时，可见的或可感受到的牙齿移动。
② 潘亚萍.牙周龈下刮治和根面平整操作技术图解［M］.北京：人民卫生出版社，2018.
③ 李成章.咬合检查与咬合调整病例图解［M］.北京：人民卫生出版社，2017.

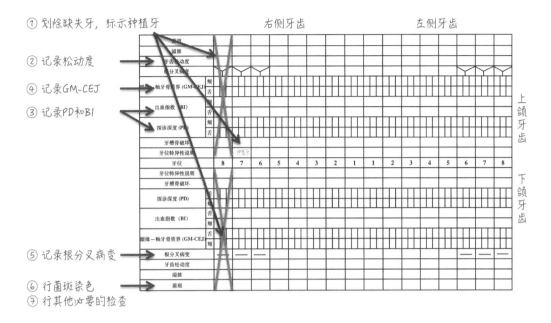

① 划除缺失牙，标示种植牙

② 记录松动度

④ 记录GM-CEJ

③ 记录PD和BI

⑤ 记录根分叉病变

⑥ 行菌斑染色

⑦ 行其他必要的检查

右侧牙齿　　　　　左侧牙齿

图52　牙周检查表及检查记录步骤

注：在此表中，溢脓情况应在检查记录PD时同时记入，牙槽骨破坏程度应在放射学检查后读片记入。

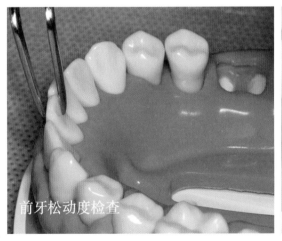

前牙松动度检查

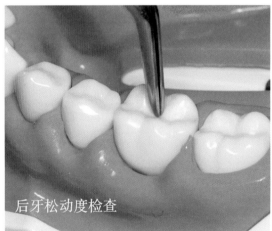

后牙松动度检查

图53　牙齿松动度检查

过生理动度的患牙，将摇动幅度在1 mm之内、1～2 mm和2 mm以上分别记为松动Ⅰ度、Ⅱ度和Ⅲ度。

值得注意的是，无论何种判读方式，松动度的判断都存在主观性和不精确性，医师之间的判断尺度可能有所不同。医师养成一定的判读习惯，就患牙在病程中的松动度变化进行纵向对比，具有一定的可靠性和临床价值。

用敷料镊检查牙齿松动度，在我国和日本是主流方式。而在美国同行的临床操作中，多以两支平头器械（如口镜和牙周探针）分别抵住牙齿颊舌面，行相对运动，以判断患牙松动度。

牙周探诊检查前,应向患者说明读数的意义,这是提高患者关注度、理解度和依从性的关键点。

2017年牙周病分类会议所形成的专家共识对当前国际标准化组织(International Organization for Standardization,ISO)牙周探针工业标准提出了更新建议[1],包括如下5个方面:

(1)探针末端直径为0.5 mm。

(2)探针截面为圆形,整体形态为末端圆钝的锥形。

(3)实现0.25 N的稳定探诊力量。

(4)总长度15 mm,每毫米有精确的刻度标识。

(5)探针锥度为1.75°角。

当前,具有反馈探诊力度模式的电子探针尚未成熟和普及,UNC15牙周探针[2]可作为满足上述主要条件的临床探诊工具(见图54)。

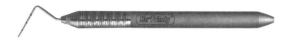

图54 UNC15牙周刻度探针

注:图片由美国伊利诺伊州芝加哥市豪孚迪(Hu-Friedy)制造有限责任公司提供。

牙周探针的**握持原则**如下:

(1)改良握笔法(见图55)。牙周探针、牙石尖探针以及手用牙周洁刮治器械,均以改良握笔法握持(关于握持方式的讨论见第20章)。

(2)建立稳固的支点(见图56)。牙周探针、牙石尖探针以及手用牙周洁刮治器械,均以无名指行口内支点,或者以多手指接触面颊部皮肤行口外支点。

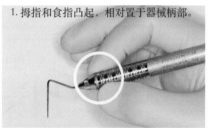
1.拇指和食指凸起,相对置于器械柄部。

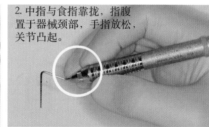
2.中指与食指靠拢,指腹置于器械颈部,手指放松,关节凸起。

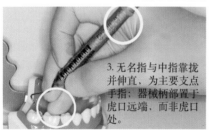
3.无名指与中指靠拢并伸直,为主要支点手指;器械柄部置于虎口远端,而非虎口处。

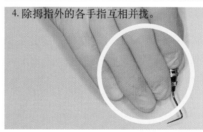
4.除拇指外的各手指互相并拢。

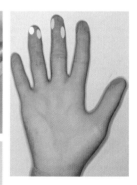
上图红色示各手指与器械接触处,蓝色示各手指之间互相接触处,黄色示无名指行口内支点与牙齿接触处

图55 改良握笔法握持器械的分解步骤

---

① CHAPPLE I L C, DOMISCH H, GLOGAUER M, et al. Periodontal health and gingival diseases and conditions on an intact and a reduced periodontium: consensus report of workgroup 1 of the 2017 world workshop on the classification of periodontal and peri-implant diseases and conditions [J]. Journal of Periodontology, 2018, 89(Suppl 1): S74-S84.

② UNC牙周刻度探针,是北卡罗来纳大学(University of North Carolina)设计的用于临床研究的刻度探针,每毫米均有刻度标识。最早的UNC探针为12 mm刻度探针,在第5 mm和第10 mm处用黑带标识,被命名为UNC12探针;UNC15探针为15 mm刻度探针,在第5 mm、第10 mm和第15 mm处用黑带标识。

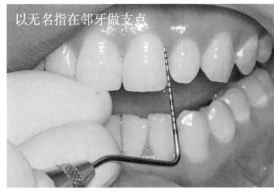
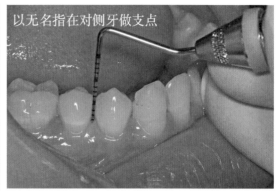
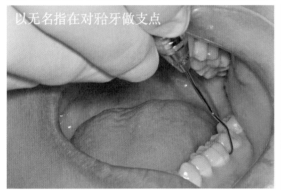
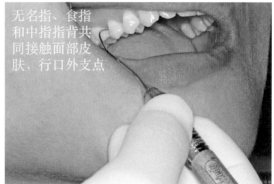

图56　器械的口内支点与口外支点示例

图57所示为**单颗牙探诊顺序**:

(1)牙周探诊检查多将每牙分为6个区,以每个区最深处探诊深度值记录。

(2)通过牙周探针在袋内提拉行走式探查,获得袋底形态信息,并以每牙6区记录法记录各区探诊深度。探诊检查单个牙齿时,探针通常在颊面远中线角处沿牙面进入,提拉行走至远中接触点,将探针末端向舌侧倾斜,探达龈谷区,读得远中颊1/6区最大PD后取出探针;重新在颊面远中线角处沿牙面进入,提拉行走至颊面近中线角,读得颊面1/6最大PD,继续行走至近中接触点,向舌侧倾斜探针末端,探达龈谷区,读得近中颊1/6区最大PD后取出探针。舌侧3区也遵循同样的顺序。因此,完整探诊单颗牙齿,需在颊舌侧远中线角处各2次插入探针。

牙周探诊检查的**技术要点**如下(见图58):

(1)探针进入龈下时,应紧贴牙面,避免探针末端翘向软组织壁,也避免龈缘处过于撑开袋口。理想的探针与牙齿的关系是两点接触——外形高点和袋底根面。

(2)探针在袋内提拉行走幅度为1～2 mm,并保持探针与牙体表面方向一致且贴合(避免末端刺向袋壁软组织),且保持探针始终位于龈下。

(3)提拉行走应至邻面接触区处停止,并将探针末端倾斜至龈谷后读数,以获得邻面袋底的准确信息。

(4)在理论上,牙周探针并不对牙面施侧向压力,而是向袋底施稳定轻力(0.25 N≈25 g)探诊。当使用牙周探针探查釉牙骨质界

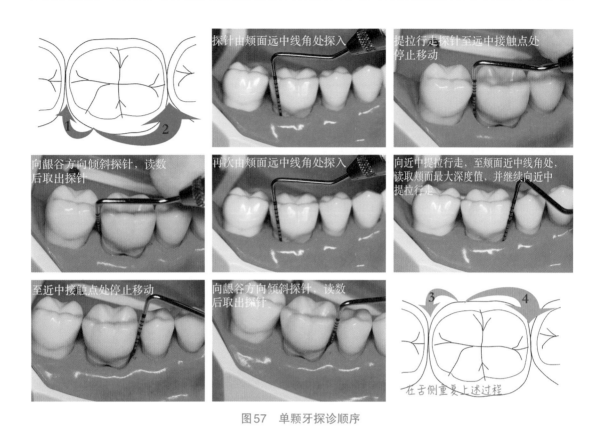

图57　单颗牙探诊顺序

图58　牙周探诊技术要点

时,需向牙面施轻侧向力,并沿牙面由袋底向冠方轻轻提拉,以获得探及CEJ时的振动感,并读取CEJ与龈缘间的距离。

在牙周探针取出后15～30秒进行**探诊出血的观察记录**,每牙可分2区(颊面和舌面各为1区)、4区(颊面、近中面、舌面、远中面各为1区)或者6区(颊面远中、颊面、颊面近中、舌面远中、舌面、舌面近中各为1区)。临床以分2区(颊面和舌面各为1区)记录最为多见,可单纯以阳性(+)、阴性(-),即BOP(+)或者BOP(-)记录探诊出血,也可以指数记录探诊出血[1]。在现行牙周病学教科书中,牙周检查记录表采用出血指数BI[2][3]记录,当BI≥2时,即为BOP(+)。由于BI较单纯BOP(+)指标对出血程度描述更为具体,更利于医师掌握牙周袋的炎症程度,因而更具合理性。BI评估具有一定程度的主观性(见图59)。

在行**全口牙周探诊检查**时,可根据操作者、记录者以及电子记录系统的设置,设定相应的探诊顺序。

图60所示为笔者常用的探诊顺序。从检查记录的连续性和临床便利性出发,检查记录右上牙颊侧时,以颊面远中、颊面、颊面近中为序,至左上牙颊侧时,探针由颊面近中线角处首先进入,以颊面近中、颊面、颊面远中为序检查记录。医师可根据自身探诊速度,在探诊记录3～7个牙的PD值后,读取相应BI值或判定是否为BOP(+)[4]。

在探诊过程中,还应对探诊溢脓牙面或者有其他异常发现的牙位进行记录,并在今后的诊疗中关注其变化。

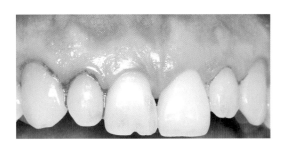

图59　以BI记录牙龈探诊出血状况

注:图示13～23的BI分别为3、4、1、3、2。BI记录标准:0:牙龈健康,无炎症及出血;1:牙龈颜色有炎症性改变,探诊不出血;2:探诊后有点状出血;3:探诊出血并沿牙龈缘扩散;4:出血流满并溢出龈沟;5:自动出血。

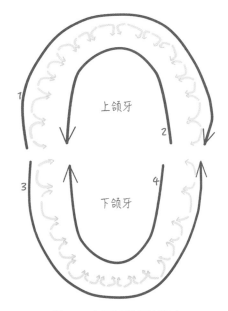

图60　全口牙周探诊顺序

注:图中仅标注了全口牙周探诊顺序和颊侧单颗牙探诊顺序,而未标注舌侧单颗牙探诊顺序。

① NEWBRUM E. Indices to measure gingival bleeding [J]. Journal of Periodontology, 1996, 67(6): 555-561.
② MAZZA J E, NEWMAN M G, SIMS T N. Clinical and antimicrobial effect of stannous fluoride on periodontitis [J]. Journal of Clinical Periodontology, 1981, 8(3): 203-212.
③ 孟焕新. 牙周病学:第4版 [M].北京:人民卫生出版社,2012.
④ 探诊出血应在取出探针后15～30秒后观察。

附着水平是指袋底与CEJ的距离,是反映牙周组织完整与否以及破坏程度的重要而客观的指标。PD为袋底与龈缘GM的距离。以GM为参考点,测量CEJ的位置,得到GM-CEJ,再用PD减去GM-CEJ,获得临床附着水平(clinical attachment level,CAL),或临床附着丧失(clinical attachment loss,CAL)(见图61)。

CAL的概念很清晰,但在实际操作中,在CEJ未暴露位点,或者颈部存在牙体组织破坏的位点时,准确探寻CEJ并非易事,费时且误差较大,能够先以6位点法探查PD后,再以6位点法探查GM-CEJ,完整计算并记录CAL的机构并不多见。

用其他临床解剖标志代替CEJ,衡量病程中附着水平的变化;只探诊记录颊面牙龈退缩处GM-CEJ;仅在牙周再生性治疗时记录CAL;改进探诊工具,以更准确地探查CEJ,这些都是现阶段常见的临床选择[1][2][3]。

在临床判断磨牙**根分叉区**水平方向牙周破坏程度时,宜使用根分叉探诊用探针,沿根分叉的解剖形态水平方向进入根分叉区,进行探诊检查和记录[4]。对于可水平探入、尚未探通的根分叉区病变,可借助根分叉探针的刻度,获得其水平探诊深度(见图62)。

菌斑染色的主要临床意义在于对患者进行

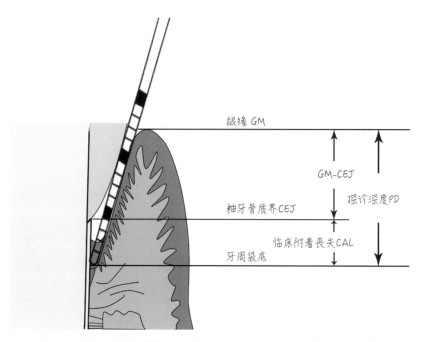

图61　龈缘、釉牙骨质界、牙周袋底的关系以及临床附着水平的计算

① GARNICK J J, SILVERSTEIN L. Periodontal probing: probe tip diameter［J］. Journal of Periodontology, 2000, 71(1): 96–103.
② HOLTFRETER B, ALTE D, SCHWAHN C, et al. Effects of different manual periodontal probes on periodontal measurements ［J］. Journal of Clinical Periodontology, 2012, 39(11): 1032–1041
③ HEFTI A F. Periodontal probing［J］. Critical Reviews in Oral Biology and Medicine. 1997, 8(3): 336–356.
④ EICKHOLZ P. Reproducibility and validity of furcation measurements as related to class of furcation invasion［J］. Journal of Periodontology, 1995, 66(11): 984–989.

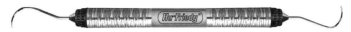

根分叉探针

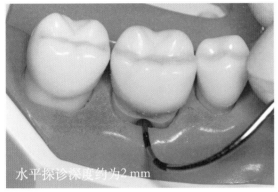

水平探诊深度约为2 mm

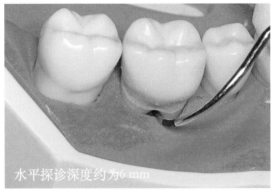

水平探诊深度约为6 mm

图62　根分叉区探诊检查

注：器械图片由美国伊利诺伊州芝加哥市豪孚迪（Hu-Friedy）制造有限责任公司提供。

具体指导，按照染色百分比严格把握所需的菌斑控制水平。因此临床医师应衡量上述需要，以合适时机进行临床操作。菌斑染色前，应嘱患者清水含漱，以除去口腔内及牙面、牙间隙等部位的食物残渣。使用液体菌斑染色剂者，应行隔湿并吹干牙面后，以棉签或者棉球蘸取染色剂涂布于牙面。吹干顺序为上颌舌侧→上颌唇侧→下颌唇侧→下颌舌侧，涂布染色剂的顺序则为下颌舌侧→下颌唇侧→上颌唇侧→上颌舌侧，从而最大限度避免唾液干扰染色。涂布染色剂后嘱患者漱去多余染色剂，以每牙4区（近中区、颊区、远中区、舌区）记录可见染色的牙面，并计算染色面总数占牙面总数（总牙数×4）的百分比。通常认为菌斑染色百分比在20%以内为控制良好。值得注意的是，菌斑染色百分比本身并不是衡量牙周炎症水平和健康状态的直接指标。在笔者的临床实践中，请患者直接观察口腔内菌斑的分布并予以讲解的沟通效果往往好于菌斑染色后的沟通效果。

牙石的分度记录主要源自《口腔内科学》[1]。当时对龈上牙石的分度标准为：Ⅰ度，牙石附着于牙颈部，不足牙冠的1/3；Ⅱ度，牙石超过牙冠的1/3，下前牙舌侧及上磨牙颊侧更多，可达到2/3；Ⅲ度，牙石超过牙冠的2/3。在国内牙周检查记录表中，很少设计针对牙石的描述和记录。在国外的牙周检查记录表中，可见以牙齿为单位，分别记录龈上牙石和龈下牙石是否存在的方式，这也与其口腔卫生士的职业定位和教育倾向相关[2]。

放射学检查

在牙周病的诊疗评估中，牙槽骨的形态、

①　四川医学院.口腔内科学：第1版［M］.北京：人民卫生出版社，1980.
②　HINCHMAN S S, FUNK A, DEBIASE C, et al. Ultrasonic instrumentation instruction in dental hygiene programs in the United States［J］. Journal of Dental Hygiene, 2016, 90(2): 135-142.

位置、密度与患牙预后关系的评估，建立在**以根尖片为基础的影像学读片**循证证据的积累上。尽管口腔颌面锥形束CT（cone beam computed tomography，CBCT）、全颌曲面体层片有各自优势，以根尖片评价牙槽骨吸收程度和以殆翼片评价后牙颈部牙槽骨与根面状态，因其能更好地反映各结构之间的空间关系而有其不可替代之处。

传统根尖片以分角线投照技术实施。近年来，平行投照所需持片器、定位指示装置和相应技术已逐渐普及，可获得更为真实的牙槽骨信息。

无论何种投照技术下的根尖片拍摄，完整牙列的根尖片多分为6区，共计14张（见图63）：① 上前牙区——3张，根尖片竖向放置，正中部位1张，通常包含中切牙近远中、双侧尖牙部位各1张。② 右上后牙区——2张，根尖片横向放置，包含最后牙远中牙槽骨、前磨牙区各1张。③ 左上后牙区——2张，同右上后牙区。④ 下前牙区——3张，与上前牙区类似。⑤ 右下后牙区——2张，与右上后牙区类似。⑥ 左下后牙区——2张，与左上后牙区类似。也有机构使用10张法即所有根尖片均以横向放置的方式拍摄。

除上述14张或10张根尖片较为确切地显示每个牙齿近远中牙槽骨吸收状态外，还可加拍后牙殆翼片，以更准确地观察后牙区颈部邻面牙体/修复体表面形态以及牙槽嵴顶状态（见图63）。拍摄殆翼片需要借助于持片器（见图64）。如果牙槽骨吸收较多，需竖向放置胶片，每侧后牙各拍摄3张殆翼片；如果牙槽骨吸收不多，可横向放置胶片，每侧后牙拍摄2张，必要时可加拍前牙。综合根尖片与殆翼片所见，可将续片结果记录在牙周检查表中（见图52）。

由于各种原因，如医院放射科人力有限、拍摄成本与收费不匹配、医师认识不足，或者技术问题，以根尖片和殆翼片作为放射学观察患者牙槽骨的方式在国内普及度比较低，仅有极少数机构可以实现常规拍摄。很多临床医师以曲面体层片代替，虽然简化了操作，但也牺牲了根尖片和殆翼片相对更为准确的优点。如果医师主观上愿意养成基线完整检查的习惯，经过短时间的强化训练，获得更为准确的基线根尖片与殆翼片并非特别困难。

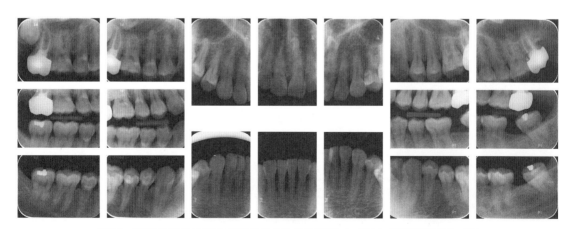

图63　牙周放射学检查全口根尖片（分角线投照，14张）与后牙颌翼片（4张）

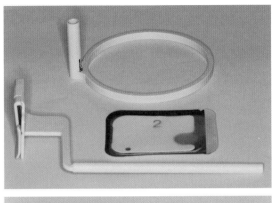
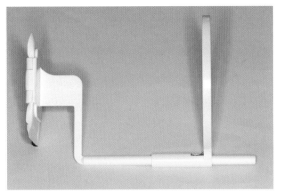
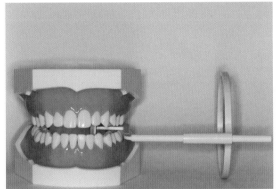
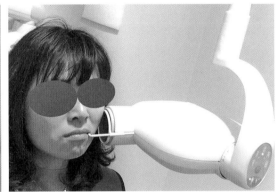

图64　殆翼片持片器的安装与就位

在一些牙科机构，习惯于用CBCT取代传统根尖片和全颌曲面体层片来观察牙槽骨破坏程度，CBCT虽然在观察三维尤其唇颊侧牙槽骨厚度等方面优势明显，但由于CBCT在取得观察截面时的不确定性以及远低于平片的空间分辨率，不建议以CBCT取代根尖片进行牙周基线评估[1][2][3]。

对于新患者而言，放射学检查是辅助临床检查判断病情的必要手段，之后的全口放射学检查可以每年进行1次，病情稳定后可延长间隔时间。对于重点部位，例如病情严重需要评估是否保留、有急性病程、涉及再生手术等部位，可视病情需要在合适时机以根尖片或者其他形式的放射学检查来评估。

另外，咬合模型记录，压力敏感探针、微生物相关的椅旁及实验室检查、龈沟液分析、宿主遗传学检查等牙周相关检查方法的发展，可以帮助医师以更精确的技术和更直接的证据，全面地理解患者的病况。

① YANG J, LI X, DUAN D, et al. Cone-beam computed tomography performance in measuring periodontal bone loss［J］. Journal of Oral Science, 2019, 61(1): 61−66.
② KIM D M, BASSIR S H. When is cone-beam computed tomography imaging appropriate for diagnostic inquiry in the management of inflammatory periodontitis? an American academy of periodontology best evidence review［J］. Journal of Periodontology, 2017, 88(10): 978−998.
③ PATEL S, DURACK C, ABELLA F, et al. Cone beam computed tomography in endodontics−a review［J］. International Endodontic Journal, 2015, 48(1): 3−15.

14 局部麻醉的技术操作

牙周基础治疗时的疼痛来源与对策

牙周基础治疗时的疼痛来自**两个方面**:一是治疗中机用或手用器械需触碰或者震动牙本质或者牙骨质表面所带来的牙髓刺激酸痛;二是器械刺激牙龈软组织,尤其是刺激炎症状态下软组织时的锐痛。

以口服或者吸入镇静剂的方式提高痛阈,或者通过局部注射麻醉以抑制神经兴奋和阻断传导,均为获得在治疗中患者的舒适与操作者的便利,并帮助患者消除对后续治疗顾虑的有效方式。

本节介绍牙周基础治疗时常用的局部注射麻醉药物、注射器和注射方法。

临床常用的卡氏安瓿型金属注射装置和使用要点

目前临床最为普遍使用的注射装置为后部置药、金属质地、卡氏安瓿型、可回吸性注射器(见图65),国内较常使用的针头为27号和30号针头(见图66)。

这类注射装置已经问世近百年,使用时的细节如下[①]。

(1)临床实验表明,注射针头直径与患者损伤、患者刺痛感并无关系,应根据实际注射部位的解剖特征选择需要的针头。27G(针长30 mm,外径0.4 mm)注射针头适用于上牙槽前神经阻滞麻醉和下牙槽神经阻滞麻醉,30G(针长21 mm,外径0.3 mm)注射针头则适用于其他部位麻醉。此外,国内市场上也可购得针长25 mm、外径0.3 mm的注射针头(30G-L)。

(2)在同一患者身上进行3～4次组织穿刺后,可以更换一次不锈钢注射针头,以减少因针头变钝带来的创伤。

(3)卡式安瓿可以保存在原有包装中直至使用,使用前不必用消毒制剂擦拭橡胶膜。

(4)在安装麻醉剂安瓿前,需检查麻药安瓿,不要使用有大的气泡并且橡皮活塞突出于边缘的卡氏安瓿。

(5)正确安装安瓿,尤其保证注射器的**叉针要扎入卡式安瓿的橡胶塞**以保证回吸,并确保注射针头由安瓿隔膜中心处穿孔以防麻药渗漏(见图67)。

(6)从预防局麻晕厥意外角度考虑,推荐患者取卧位(头和心脏与地面平行),脚稍微抬高。

(7)注射前应使用纱布擦拭注射区域,干燥口腔黏膜。

(8)可以使用碘制剂或者硫柳汞进行局麻

[①] 马拉梅德.口腔局部麻醉手册:第5版[M].刘克英,译.北京:人民卫生出版社,2004.

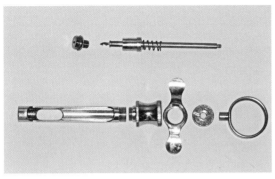
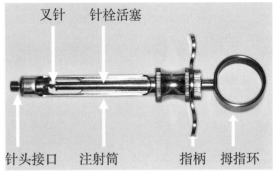

叉针　　针栓活塞

针头接口　　注射筒　　指柄　　拇指环

图65　国内临床常用的卡氏安瓿型金属注射器

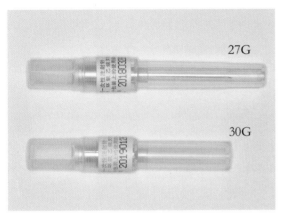
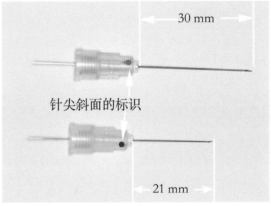

27G

30G

30 mm

针尖斜面的标识

21 mm

图66　国内临床常用的27G和30G注射针头

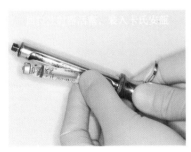
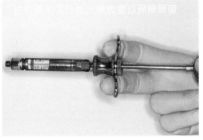
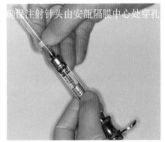

图67　正确安装卡氏安瓿注射装置

前表面消毒，使穿刺点细菌数量暂时下降，减少注射后感染的风险。注射前进针点的表面消毒为非强制性步骤。

（9）局麻中右手应建立稳固的支点，有时医师手指不够长，使用卡式金属注射器时难以建立患者面部的手支点，可能需要用肘/臂部支撑（见图68）。

（10）局麻注射时，**左手**需行使**辅助定位及牵拉**等功能，而不持口镜（见图68）。

（11）穿刺前，应使用左手拉开穿刺部位组

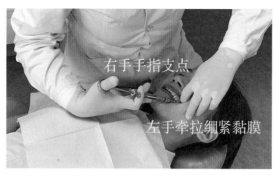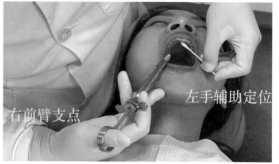

图68　局部麻醉时左手行辅助定位与牵拉,右手应建立稳固的支点

织,绷紧黏膜(腭部除外)(见图68)。

（12）在推进过程中以及触到骨膜前应注入少量局麻药。

（13）**注射前回吸,并建议进行2次回吸**,第二次回吸前针管进行45°旋转,改变针尖斜面的角度。

（14）缓慢注射,建议1 ml局麻药物溶液的注射时间不少于60秒。

（15）注射中观察患者反应,保持对患者的关注并与患者进行适宜的语言、肢体交流。

（16）注射完毕后缓慢退出注射器。

常用的局麻注射药物[①]

目前国内市场可见的卡氏安瓿局麻药见表11及图69。

除阿替卡因和甲哌卡因制剂外,在北美牙科临床中,尚有布比卡因、利多卡因和丙胺卡因

表11　目前国内市场常见的卡氏安瓿局麻药

类别	问世年份	商品名	主要成分	牙髓麻醉持续时间(约)	软组织麻醉持续时间(约)	成人一次最大剂量	绝对最大剂量	1.8 ml卡氏安瓿中药物量
酰胺	1960	斯康杜尼	2%盐酸甲哌卡因 1:100 000肾上腺素	40～60 min	120～240 min	6.6 mg/kg体重	400 mg	36 mg
	1961		3%盐酸甲哌卡因	5～10 min	90～120 min	6.6 mg/kg体重	400 mg	54 mg
	1975	必兰	4%盐酸阿替卡因 1:100 000肾上腺素	60～75 min	180～300 min	7 mg/kg体重	500 mg	72 mg

---

[①] 马拉梅德.口腔局部麻醉手册:第5版[M].刘克英,译.北京:人民卫生出版社,2004.

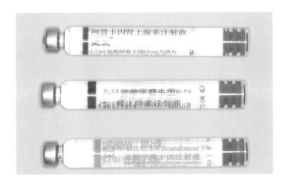

图69　目前国内市场常见的卡式安瓿局麻药

注：图中自上而下为4%阿替卡因肾上腺素、2%甲哌卡因肾上腺素和3%甲哌卡因注射液。

等酰胺类局麻药以卡氏安瓿形式使用。而盐酸普鲁卡因和盐酸丙氧卡因等酯类局麻药的卡氏安瓿制剂已经于1996年退出美国市场。

牙周治疗相关疼痛的神经支配[①]

牙周治疗相关的感觉神经均为**三叉神经感觉根分支**（见图70）。

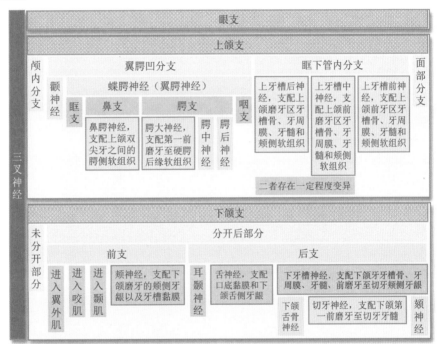

图70　牙周治疗相关的疼痛神经支配

注：上图为三叉神经感觉根分支名称，与牙周治疗相关的牙周软组织和牙髓感觉相关分支的描述见红色边框内的文字。上颌：鼻腭神经、腭大神经、上牙槽后神经、上牙槽中神经、上牙槽前神经；下颌：颊神经、舌神经、下牙槽神经（切牙神经为下牙槽神经的终末支）。

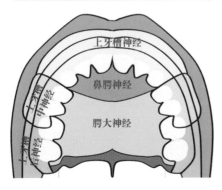

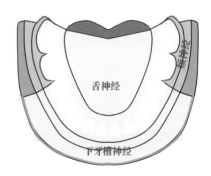

① 马拉梅德.口腔局部麻醉手册：第5版［M］.刘克英，译.北京：人民卫生出版社，2004.

表12　牙周治疗常用部位

阻滞神经/范围	进针穿刺位置	进针方向	进针深度
上牙槽后神经	上颌第二磨牙上方颊黏膜转折处	向上、向内、向后进针	约16 mm,软组织内
上牙槽中神经	上颌第二前磨牙上方颊黏膜转折处	向上,注射器与牙齿平行	达第二前磨牙根尖上方骨膜上
上牙槽前神经	上颌第一前磨牙上方颊黏膜转折处	向上,以眶下孔为目标	约16 mm,至眶下孔下方骨膜上
腭大神经	腭大孔略前方的软组织	从口腔对侧进针,向外、向后进针	小于10 mm
鼻腭神经	切牙孔被覆的腭部黏膜	向上进针	约5 mm
下牙槽神经/舌神经	翼下颌韧带中点稍偏外上处	对侧前磨牙区向进针点刺入并进针	20～25 mm,至骨面
颊神经	下颌最后磨牙远中颊黏膜	由同侧磨牙颊侧方向刺入并进针	1～2 mm,至骨膜
切牙神经/舌神经	颏孔前,尖牙或第一前磨牙黏膜处	同侧前方向后,向颏孔方向进针	5～6 mm,不必进入颏孔
局部骨膜上	根尖区颊黏膜转折处	向根尖根方,注射器与牙齿平行	数毫米

注: 一些注射方法虽然较为成熟,但普及程度并不高,因此未列入表中。这些方法包括上牙槽前中神经阻滞麻醉(AMSA)、经腭入路上牙槽前神经阻滞麻醉(P-ASA)、上颌神经阻滞麻醉、Gow-Gates注射法下颌神经阻滞麻醉以及Vazirani-Akinosi闭口下颌神经阻滞麻醉等。圆柱形安瓿长度约为52 mm,每推入3 mm约注射0.1 ml麻醉剂。

各部位局麻注射方法

局麻的方式包括神经阻滞麻醉、区域阻滞麻醉和浸润麻醉。

严格意义上的浸润麻醉是指局部麻醉药注射于切口或者治疗同一部位,如在龈下治疗时,龈乳头区域的局部注射。神经阻滞麻醉是指局麻药注射在主要神经干附近,通常与切口或者治疗部位有一定距离,如上牙槽后神经、下牙槽神经、舌神经、腭大神经和鼻腭神经的注射。区

局部麻醉操作要点

左手配合方式	备　　注	文献推荐注射剂量	作者注射剂量（阿替卡因肾上腺素）
左手食指拉开并绷紧注射区颊部软组织	无特殊	0.9～1.8 ml	约0.6 ml
左手食指拉开并绷紧注射区颊部软组织	无特殊	0.9～1.2 ml	约0.6 ml
左手拇指保持口外按压在眶下孔处定位	无特殊	0.9～1.2 ml	约0.6 ml
注射前，左手执棉签定位，并压迫腭大孔黏膜呈发白缺血，在注射过程中，保持棉签压迫于针旁黏膜	腭大孔多位于第二磨远中腭侧，距离龈缘约10 mm处	0.45～0.6 ml	约0.45 ml
注射前，左手执棉签定位，并压迫切牙孔处黏膜呈发白缺血，在注射过程中，保持棉签压迫于针旁黏膜	切牙孔位于中切牙根方中线上，切牙乳头之下	≤0.45 ml	约0.3 ml
左手食指或者拇指置于下颌升支前缘黏膜表面	回退1/2，回吸后注射0.1 mm麻药以麻醉舌神经	1.5 ml	约1 ml
左手食指拉开并绷紧注射区颊部软组织	无特殊	0.3 ml	约0.3 ml
注射前，左手手指触诊压迫局部，结合放射学资料，定位颏孔；然后以手指拉开并绷紧注射区颊部软组织	出针后，需从尖牙舌侧根方远中黏膜下注射0.3～0.6 ml麻药麻醉舌神经	0.6～0.9 ml	约0.6 ml
左手拉开并绷紧注射区唇颊部软组织	无特殊	0.6 ml	约0.45 ml

域阻滞麻醉，则为界于浸润麻醉和神经阻滞麻醉之间的局麻注射方式。

　　各部位**局麻进针点、进针方向、深度、左手配合方式**以及**注射剂量**总结如表12以及图71～图78所示。

临床治疗时的麻醉方法选择

　　牙周临床治疗时，应根据治疗区域**牙齿的数量和神经支配**，选择合适的麻醉方法（见表13）。

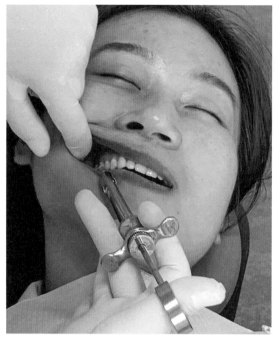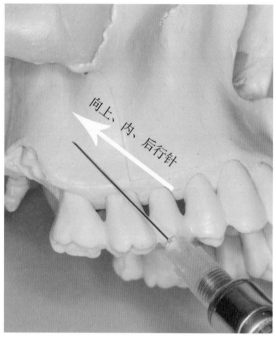

图71　上牙槽后神经阻滞麻醉

注：以左手食指拉开并绷紧注射区颊部软组织，于上颌第二磨牙上方颊黏膜转折处进针，向上、向内、向后行针约16 mm，回吸无血后行软组织内注射。

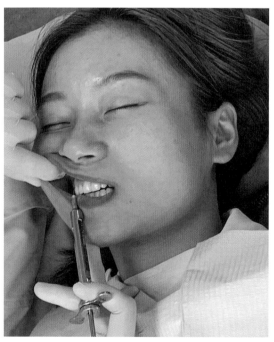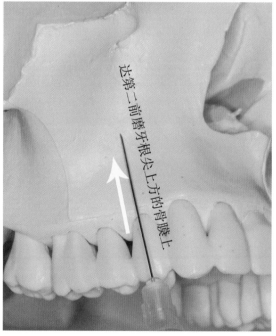

图72　上牙槽中神经阻滞麻醉

注：以左手食指拉开并绷紧注射区颊部软组织，上颌第二前磨牙上方颊黏膜转折处进针，注射器与牙齿平行，向上行针达第二磨牙根尖上方骨膜上，回吸无血后注射。

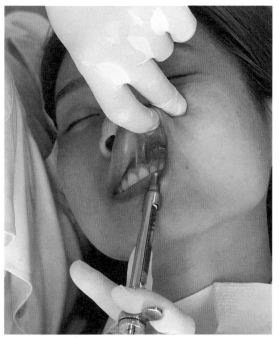 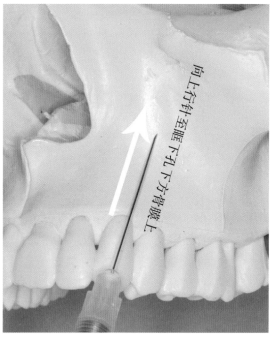

图73　上牙槽前神经阻滞麻醉

注：以左手拇指保持口外按压在眶下孔处进行定位，于上颌第一前磨牙上方颊黏膜转折处，以眶下孔为目标，向上行针约16 mm至眶下孔下方的骨膜上，回吸无血后注射。

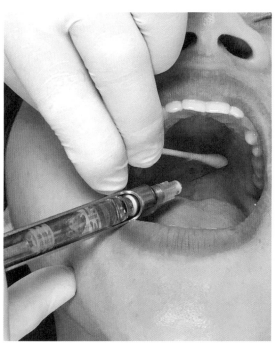 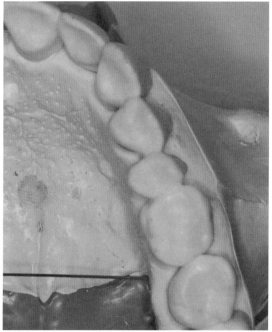

图74　腭大神经阻滞麻醉

注：患者大张口，医师左手执棉签定位，并压迫腭大孔呈发白缺血，从口腔对侧，于腭大孔略前方软组织进针，向外、向后行针数毫米，回吸无血后注射。

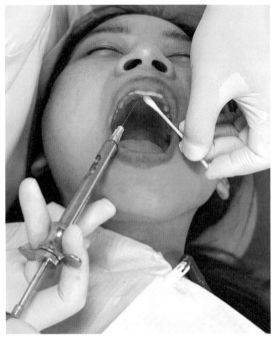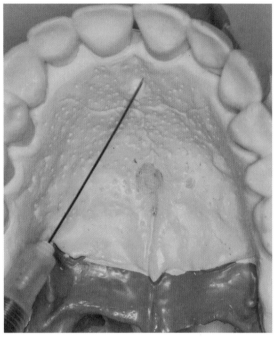

图75 鼻腭神经阻滞麻醉

注：患者大张口，医师左手执棉签定位，压迫切牙孔处黏膜呈发白缺血，于该处进针，向上行针约5 mm，回吸无血后注射；在注射过程中，保持棉签压迫于针旁黏膜。

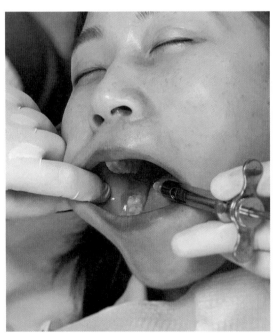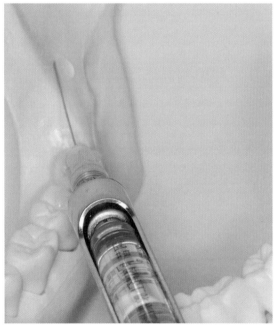

图76 下牙槽神经/舌神经阻滞麻醉

注：患者大张口，医师以左手食指或者拇指放在下颌升支前缘黏膜表面，于翼下颌韧带中点稍偏外上处进针，由对侧前磨牙区向进针点刺入并进针，深度为20～25 mm，至骨面回吸无血后注射麻药麻醉下牙槽神经；回退1/2处，回吸无血后注射麻药麻醉舌神经。

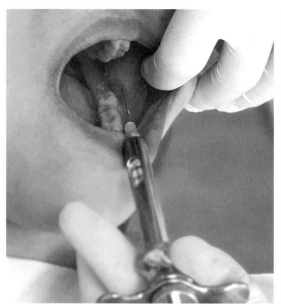
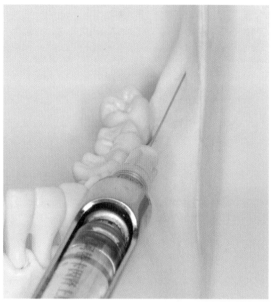

图77　颊神经阻滞麻醉

注：以左手食指拉开并绷紧注射区颊部软组织，从下颌最后磨牙远中颊黏膜，由同侧磨牙颊侧方向刺入并进针，深度为1～2 mm，至骨膜上，回吸无血后注射。

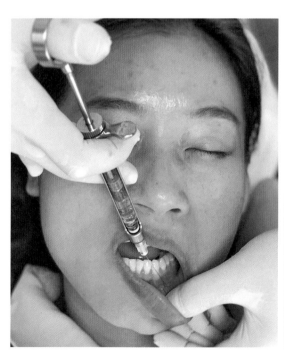
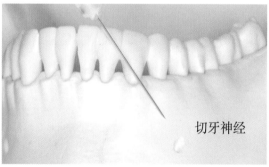

切牙神经

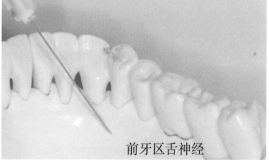

前牙区舌神经

图78　切牙神经/舌神经阻滞麻醉

注：注射前，左手手指触诊压迫局部，结合放射学资料，定位颏孔，然后以手指拉开并绷紧注射区颊部软组织，从颏孔前，尖牙或第一前磨牙黏膜处，同侧前方向后，向颏孔方向进针，行针深度为5～6 mm，回吸无血后注射。切牙神经阻滞麻醉通常用于下颌前牙区治疗，此时还需配合行相应部位舌神经麻醉，即尖牙舌侧根方远中黏膜处进针，向远中行针至骨膜上，回吸无血后注射。

表13　治疗区域与相应麻醉方法选择

治疗区段	牙位示例	麻　醉　方　式
上颌磨牙区	16～18	上牙槽后神经阻滞麻醉,腭大神经阻滞麻醉
上颌后牙区	14～18	上牙槽后神经阻滞麻醉,上牙槽中神经阻滞麻醉,腭大神经阻滞麻醉
单侧上颌区	11～18	上牙槽后神经阻滞麻醉,上牙槽中神经阻滞麻醉,上牙槽前神经阻滞麻醉,腭大神经阻滞麻醉,鼻腭神经阻滞麻醉
上颌前牙区	11～13	上牙槽前神经阻滞麻醉,鼻腭神经阻滞麻醉
下颌磨牙区	36～38	下牙槽神经/舌神经阻滞麻醉,颊神经阻滞麻醉
下颌后牙区	34～38	下牙槽神经/舌神经阻滞麻醉,颊神经阻滞麻醉
单侧下颌区	31～38	下牙槽神经/舌神经阻滞麻醉,颊神经阻滞麻醉
下颌前牙区	31～33	切牙神经/舌神经阻滞麻醉
个别牙位	单颗牙或相邻2颗牙	局部骨膜上区域阻滞麻醉

注:部分个体先天缺如上牙槽中神经,感觉神经分布由上牙槽后神经或者上牙槽前神经提供,以后者为常见。

上述知识技能的储备,加上对患者进行仔细的评估,辅以适当的准备和细致的操作,才能帮助医师实现安全平稳的局麻下的牙周治疗。

15 判断牙面沉积物

去除菌斑、色素和牙石等牙面沉积物是牙周基础治疗的主要内容。治疗前、治疗中实时进行清晰判断，才能帮助医师有的放矢地选择合适的器械，高效地实施治疗方案。

牙面沉积物的判断方式

牙面沉积物主要通过**视诊和探诊**进行判断。

直接视诊可观察龈上的牙石、菌斑和色素。

借助菌斑染色视诊检查，可以获得更加准确的菌斑沉积状态(见图79)。借助气枪吹干牙面，或者吹开牙龈边缘，可以观察到更清晰的牙面沉积物以及浅龈下牙石。

多种器械划过有牙石沉积、牙体缺损、不密合的修复体边缘以及釉牙骨质界等部位时，都会产生轻微的振动，会传递至操作者手上并被感知。这些器械包括尖探针、牙周探针、手用器械工作端以及机用器械工作尖等[1]。龈下治疗前和治疗中可使用这些器械探诊定位操作部

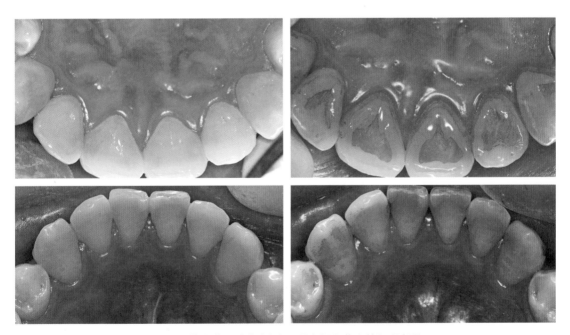

图79　借助菌斑染色(右)可观察龈上菌斑的沉积部位

① PARTIDO B B, WEBB C A, CARR M P. Comparison of calculus detection among dental hygienists using an explorer and ultrasonic insert [J] . International Journal of Dental Hygiene, 2019, 17(2): 192−198.

位,而治疗结束前则需借助探诊确认牙面是否已经实现光滑无沉积物。

近年来,龈下内窥镜、自动荧光、光谱技术、激光等仪器和技术也逐渐被开发并应用于临床辅助探查龈下状态[①]。

此外,X线片上也可观察到牙石影像,但X线片不宜作为判断牙石是否已被清除干净的直接工具。

牙石尖探针探查技术

在英文中,末端尖锐的探针称为explorer,用于龋损、牙石、修复体边缘等牙面形态的探查;末端圆钝并且有刻度标记的探针则称为probe。但两者在中文中均以探针为名。本书把用于探查牙石的末端尖锐的探针称为牙石尖探针,以区别用于龋损探查的尖探针。

目前较常用的牙石尖探针有猪尾探针、Tufs17#探针和ODU11/12探针等(见图80)。这些探针在使用时,均以**工作端1～2 mm侧面**轻力划过牙面,感受牙面形态变化带来的手指振动感。其中,Tufs17#探针可以用于探查前牙区各面以及后牙区的轴面线角部位的龈下牙石。ODU11/12探针(Old Dominican University,ODU)于20世纪80年代由旧多米尼加大学设计,是目前最为常用的牙石尖探针。该探针为双端,颈部纤细弯曲,外形与Gracey 11/12匙形器相似,其弯曲的颈部可引导工作端,使后者贴合至牙根各面进行精细探查。

牙石尖探针的握持原则主要包括以下两个方面:

(1)**改良握笔法握持器械**并建立稳固的支点。牙石尖探针、牙周探针以及手用牙周洁刮治器械,均以改良握笔法握持。首选无名指行邻近牙齿的口内支点,因牙齿位置、开口度等原因无法实现邻近牙齿的口内支点时,可使用无名指口内对颌支点、无名指口内对侧支点或者以多手指接触面颊部皮肤行口外支点(见第13章图55和图56)。其他握持与支点方式的描述见第20章。

(2)牙石尖探针的基本原理是通过探诊时手指的**振动感判断**牙面的形态,因而尽量将中

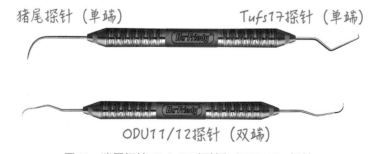

猪尾探针(单端)　　Tufs17探针(单端)

ODU11/12探针(双端)

图80　猪尾探针、Tufs17#探针和ODU11/12探针
注:图片由美国伊利诺伊州芝加哥市豪孚迪(Hu-Friedy)制造有限责任公司提供。

---

① ARCHANA V. Calculus detection technologies: where do we stand now? [J] Journal of Medicine and Life, 2014, 7(2): 18–23.

指置于器械颈部和柄部交界处,并保持拇指、食指和中指轻力握持。探诊过程中,在支点稳固的前提下,臂部、腕部和手指肌肉尽量放松,并保持对牙面施以轻压力。

ODU11/12尖探针以工作端两侧侧缘与牙面接触探查,其一端为11#,用于1区舌侧、2区颊侧、3区舌侧和4区颊侧牙石探诊检查;另一端为12#,用于各区另一侧的牙石探诊检查,2个工作端在邻面接触点下方的探查范围有所重叠(见图81)。

按以下步骤,可快速**正确识别工作端**:

(1)识别ODU11/12探针的颈末端结构(见图82)[①]。

(2)以改良握笔法握持探针,建立支点,

并将探针柄部倾斜向口腔前方(前牙区)(见图83)。

(3)将器械尖锐末端分别插向拟工作区域第一前磨牙和第二前磨牙之间,观察颈末端与两颗前磨牙邻面的关系,两个工作端,必定一侧颈末端可以与邻面方向平行,另一侧颈末端则跨过第一前磨牙颊面或者舌面,前者为该区域正确工作端,后者为该区域错误工作端(见图84)。

在**完整探查单颗后牙**时,探针末端首先朝向远中,在颊面远中线角处贴合于外形高点,做好准备后,沿牙面滑入龈下,保持器械在龈下沿根面向远中,探查至远中接触点下方后取出探针。将该末端转向近中,再次在颊面远中线角处贴合于外形高点,沿牙面滑入龈下后,保持器

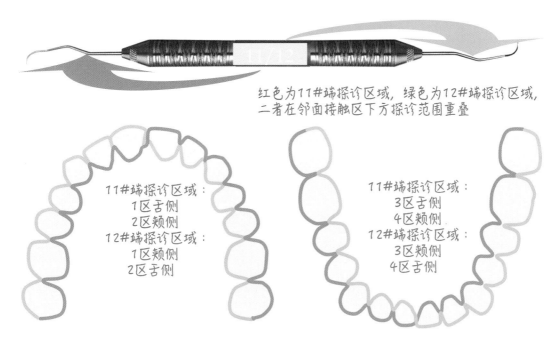

红色为11#端探诊区域,绿色为12#端探诊区域,二者在邻面接触区下方探诊范围重叠

11#端探诊区域:
1区舌侧
2区颊侧
12#端探诊区域:
1区颊侧
2区舌侧

11#端探诊区域:
3区舌侧
4区颊侧
12#端探诊区域:
3区颊侧
4区舌侧

图81 ODU11/12探针的探查范围

注:图片由美国伊利诺伊州芝加哥市豪孚迪(Hu-Friedy)制造有限责任公司提供。

① 牙周手用器械特别是镰形器和匙形器,亦具有类似的三部分结构,即柄部(handle)、颈部(shank)和工作端(working end)。

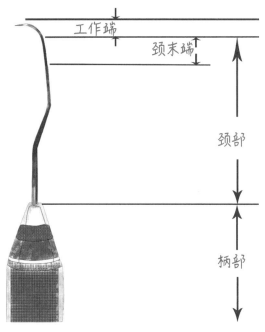

图82　ODU11/12探针颈部和工作端结构

械在龈下沿根面向近中，探查至近中接触点下方后取出探针；舌侧需更换另一工作端，并以同样顺序探查（见图85）。

单个前牙的完整探查顺序与后牙相似，区别在于探针贴合准备的位置为唇面或者舌面相对平坦的中1/3处外形高点，而非线角处。

牙石尖探针**探查技术要点**：

（1）从贴合放置开始，在整个探查过程中始终保持探针工作端末1/3侧缘的1～2 mm与牙面贴合接触，避免器械尖端翘起刺向袋壁软组织。

（2）保持器械颈末端与牙面约5°的几近贴合的角度。

（3）探查根面时，器械应向牙面施很轻的侧向压力、以多方向重叠提拉动作进行探诊，感受探针"拂"过根面牙石、粗糙根面、釉牙骨质界、修复体边缘时的振动感。

（4）探针由颊面或者舌面线角部位转向近远中邻面时，需使用拇指和食指顺时针或者逆时针"搓动"器械柄部，带动工作端转向邻面，同时保持末端侧缘贴合于牙面。此时，手指与器械柄的接触关系与初始握持时相比，可能发生轻微变化。

（5）检查时，应集中精力去感觉器械的振动感，并适当引导患者参与感受这一振动感，提高患者对治疗过程的理解程度，进而提高患者对所获光洁牙面的珍惜程度。

探查根面粗糙度的目的是判断根面状态、是否需要精细的手用龈下器械处理以及是否已经达到光滑洁净的目标。因此探查一组牙齿的根面时，可根据探查目的、所使用手用清创器械的种类以及治疗的范围而变换顺序。

尽管医师用牙周刻度探针、各类手用器械工作端以及各种超声工作尖在划过牙面时，也

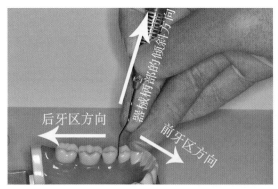
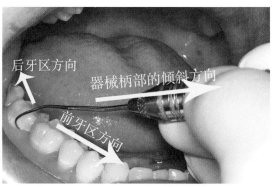

图83　探针柄部的倾斜方向

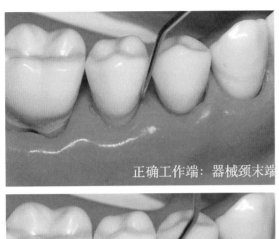
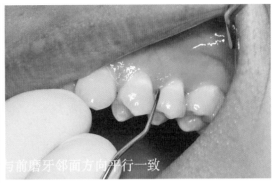

正确工作端：器械颈末端与前磨牙邻面方向平行一致

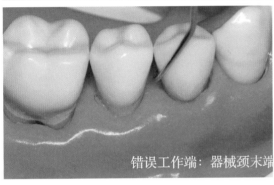
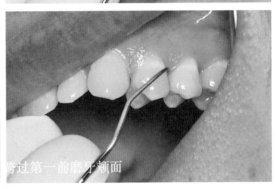

错误工作端：器械颈末端跨过第一前磨牙颊面

图84　鉴别ODU11/12探针工作端

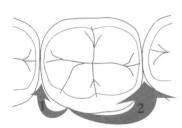

工作端指向远中，末1/3侧面贴合于颊面外形高点的远中线角处

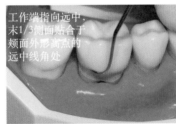

探针沿牙面滑入龈下，从袋底处开始探查

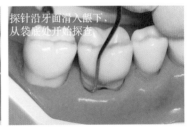

向远中提拉重叠探诊，至远中接触区下方，取出探针

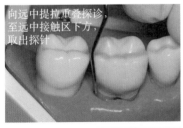

工作端指向近中，再次贴合颊面外形高点的远中线角处

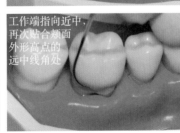

探针沿牙面滑入龈下，从袋底处开始探查

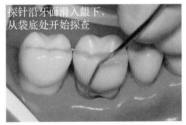

向近中提拉重叠探诊，从颊面延续到近中面

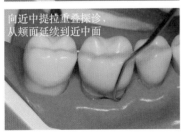

至近中接触区下方，取出探针

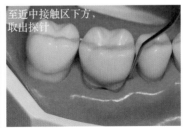

在舌侧重复上述过程

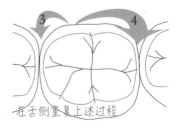

图85　单个后牙根面探查顺序

可以一定程度地感知釉牙骨质界、牙石、不良修复体以及龋损等牙面状况，但牙石尖探针传导给操作者的振动感较牙周探针和超声工作尖更为敏锐，患者也同时会获得光滑或粗糙的感受，这有助于帮助患者理解治疗过程。

根面探查是从牙齿水平和位点水平判断单次治疗起点和终点的重要工具，在分区牙周非手术清创过程中，应反复探诊并判断是否实现了牙面沉积物的完全去除，以及是否实现了一定程度的根面平整的目标，从而减少操作中的盲目性，缩短操作时间，提高治疗效率，并获得良好的效果。

16　牙周非手术清创的基本考量

基于对牙周组织炎症发生和发展机制的认识，现代牙周病学确立了以菌斑控制和牙周非手术清创治疗消除炎症刺激物为首要对因治疗的原则。临床上需要操作者具备相应的解剖学和组织学知识，并根据检查结果建立对龈下环境的立体把握，以一定的原则和顺序进行操作。

与器械治疗密切相关的牙体解剖特征

上颌侧切牙舌隆突部位常见畸形舌侧沟，并可延伸到其根面，形成局部深牙周袋，且器械较难达到沟底。

下颌侧切牙牙根远中面存在根面凹陷，该根面凹陷位于牙根中1/3，因此如果牙周袋深达釉牙骨质界根方5～7 mm的根面凹陷处，进行垂直向器械施力难以实现器械贴合，需水平方向施力。

上颌第一前磨牙牙根呈现颊舌径大、近远中径小的扁平形态，是否分为颊舌两根、何处分叉的变异很多，该牙牙根近远中均可存在凹陷，提示临床操作时应仔细探查和保持器械的贴合。

上颌第一磨牙颊侧近远中根均为颊舌径大、近远中径小的扁平形态，由颈部至根分叉，牙根表面解剖形态趋向复杂，各面均开始呈现凹陷，使得器械的贴合困难；各牙根在根分叉区存在朝向分叉区的凹沟，尤以颊侧两根最为

明显，因而病变一旦累及根分叉，行非手术治疗时，器械更加难以贴合。

上颌第二磨牙三根的分叉程度较第一磨牙低、变异较多且呈各根融合趋势，各根根面沟的形态特点与第一磨牙类似，根分叉区器械的贴合更为困难。

下颌第一磨牙近远中两根相比，近中根颊舌径大、近远中径小的扁平形态更为显著；由颈部下行，颊舌侧根分叉部位开始出现凹陷，需要从水平方向将器械贴合；根分叉区受累行器械治疗时，除应注意近远中根相对面的根面凹陷，还应注意其近中根的近中面也存在根面凹陷。

下颌第二磨牙较第一磨牙牙根的融合趋势更明显，根分叉开口处更为狭窄，有时颊侧未分叉，仅呈浅的根面凹陷，而舌侧呈现不完全的分叉形态，使得根分叉病变时治疗器械的贴合更为复杂。

上下颌磨牙颊侧颈部也是釉珠、釉突的易发部位。此外，**下颌中切牙**牙根远中面、**下颌尖牙**根面近远中，也常存在不同程度的根面凹陷，这些都需在治疗时加以注意。

建立对龈下环境的想象

在牙周非手术治疗过程中，视线可及的部分是解剖牙冠、龈上沉积物和牙龈，而作为病变

最前沿的龈下部分，只能依靠器械的感知进行操作，这就要求医师建立对牙周袋各个壁、牙周袋根方各层次局部状态立体的、专业的"想象"（见图86）。而这个想象的形成，需要医师夯实自身的解剖和病理知识基础，并且坚持刻意练习。

这一**立体的想象**来自以下几个方面的信息：

（1）口腔内视诊及临床照片所获得的信息。

（2）使用牙周探针探诊所获得的信息。

（3）使用牙石尖探针探查根面所获得的信息。

（4）放射学检查所获得的信息。

（5）解剖学和组织学的知识积累。

在每一次临床操作前，医师都要认真复习患者资料，计划治疗步骤；在操作中集中精力，带着大脑中建立的对目标部位解剖结构的想象，按照操作步骤和操作要点进行自我检查与纠正；操作后，详细记录，同时反思操作过程；复诊和随访中，密切地观察和分析各项临床指标的变化。这些努力，将会带给医师更多的临床自信。

单次非手术清创的治疗终点

单次非手术清创治疗的治疗终点应设定为**目标牙牙面清洁、无沉积物，牙周袋内壁无残留松软肉芽且患者离开时无活动性出血**[①][②]。

治疗器械选择和治疗程序设置

考虑到非手术清创器械的各自特点，操作者应根据各种工具的特征、所在诊疗机构的条

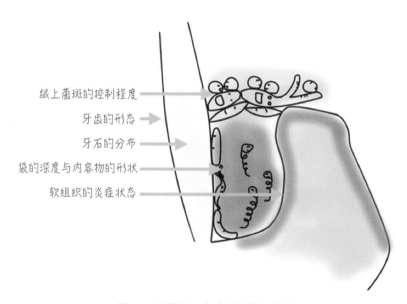

图86　牙周非手术清创的基本考量

注：此图为倪佳文医师绘制。

牙齿的形态

龈上菌斑的控制程度

牙石的分布

袋的深度与内容物的形状

软组织的炎症状态

① LALEMAN I, CORELLINI S, DE WINTER S, et al. Subgingival debridement: end point, methods and how often? ［J］Periodontology 2000, 2017(1), 75: 189–204.

② 孟焕新. 牙周病学：第4版［M］.北京：人民卫生出版社，2012.

件、医生自身的器械/技术偏好,根据患者局部牙面沉积物的性质、量的多少、分布情况以及软组织的炎症状况,将各种清创方法进行组合,从而实现高效率的治疗。

图87～图90为4个典型临床病例,本章以这4个病例为例详述笔者的治疗器械选择和程序设置习惯。各器械和程序的操作细节可参考相关章节。

病例1为45岁女性患者,1年前牙周检查治疗史,现无不适。检查可见牙龈退缩,少量菌斑色素,未见明显牙石;全口PD≤3 mm,BOP(+)9%。其诊断为临床牙周健康。

笔者对这位患者的预防性治疗操作程序为:① 龈上喷砂去除上下前牙舌面色素(碳酸氢钠65 μm抛光粉);② 抛光去除残留菌斑,重点为根面暴露部位(橡皮轮/含氟抛光膏);③ 视诊观察及牙石尖探针(ODU11/12)探诊确认无残留沉积物后,结束本次治疗(见图87)。

病例2为37岁男性患者,牙周炎积极治疗史,现处于维护阶段,无不适。视诊及探诊见广泛色素及少量菌斑、牙石;探诊1个位点PD=4 mm,余位点PD≤3 mm,BOP(+)30%。其当前诊断为牙龈炎(广泛型)。

笔者对这位患者的治疗操作程序为:① 龈上喷砂去除全口牙釉质表面色素、菌斑(碳酸氢钠65 μm抛光粉);② 超声器械去除大部分牙石(细而长的工作尖);③ 手用器械去除残留牙石、色素和菌斑(镰形器,H5/H6和S204);④ 以视诊为主,判断是否实现治疗终点,邻面及部分牙龈缘下探诊确认光洁无沉积物(ODU11/12);⑤ 观察是否有出血,确认无活动性出血后结束本次治疗(见图88)。

病例3为40岁女性患者,因牙龈出血5年、多牙松动2年就诊。患者10年前有牙周洁治史,母亲有牙周炎病史。患者全身健康,否认夜磨牙、吸烟等习惯。视诊及探诊见广泛菌斑、色素和牙石;全口PD 2～10 mm,BOP(+)100%。结合影像学资料,其诊断为牙周炎(广泛型,Ⅲ期,C级,未控制)。

笔者对这位患者分4区行非手术清创,每区治疗操作程序为:① 局部麻醉;② 超声器械去除大部分沉积物(首先用宽而短的工作尖去除龈上及浅龈下大部分沉积物,再更换为细而长的工作尖去除更深部位的大部分沉积物);③ 探查磨牙区牙石及根面形态(ODU11/12探针);④ 手用器械去除磨牙区残留牙石、色素和牙菌斑,并行根面平整(Gracey匙形器);⑤ 探查磨牙区牙石及根面形态,确认无沉积物(ODU11/12探针);⑥ 探查前磨牙区牙石及根面形态(ODU11/12探针);⑦ 手用器械去除前磨牙区残留牙石、色素和菌斑,并行根面平整(Gracey匙形器);⑧ 探查前磨牙区牙石及根面形态,确认无沉积物(ODU11/12探针);⑨ 探查前牙区牙石及根面形态(ODU11/12探针);⑩ 手用器械去除前牙区残留牙石、色素和菌斑,并行根面平整(Gracey匙形器);⑪ 探查前牙区牙石及根面形态,确认无沉积物(ODU11/12探针);⑫ 治疗区袋壁松软处,袋内壁刮治去除袋壁肉芽(通用型匙形器,Columbia 4R/4L);⑬ 超声器械快速清理牙周袋(细而长的工作尖);⑭ 观察是否有活动性出血,酌情行3%过氧化氢溶液冲洗,并确认无活动性出血后结束本次治疗(见图89)。

病例4为64岁男性患者,因牙龈出血就诊,高血压史10年并口服硝苯地平降压药,血压控

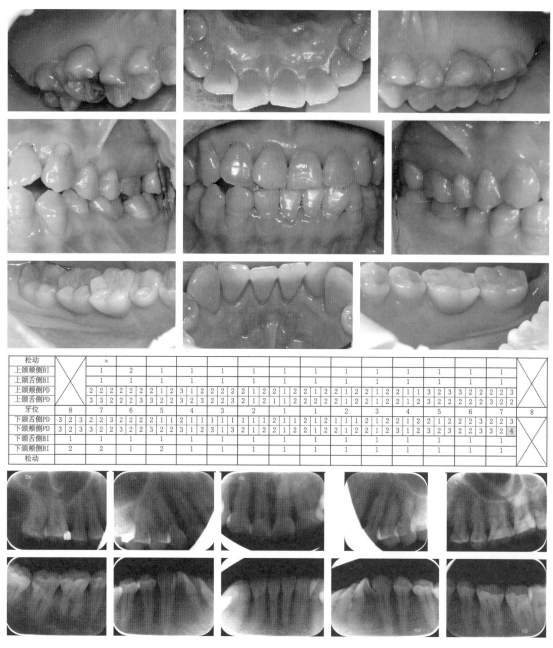

图87 病例1治疗器械选择和程序设置

制良好，否认其他系统病史。视诊及探诊见广泛菌斑、色素及牙石；全口PD 2～11 mm，BOP（+）100%。结合影像学资料，其诊断为牙周炎（广泛型，Ⅲ期，B级，未控制）；硝苯地平诱发牙龈肥大。

笔者对这位患者分6区行非手术清创，并择期行18拔除和17牙体病诊疗。每区治疗操作程序为：① 测量血压，排除禁忌后局部麻醉；② 超声器械去除大部分沉积物（首先用宽而短的工作尖，再更换为细而长的工作尖）；③ 探查颊侧牙石及根面形态（ODU11/12探

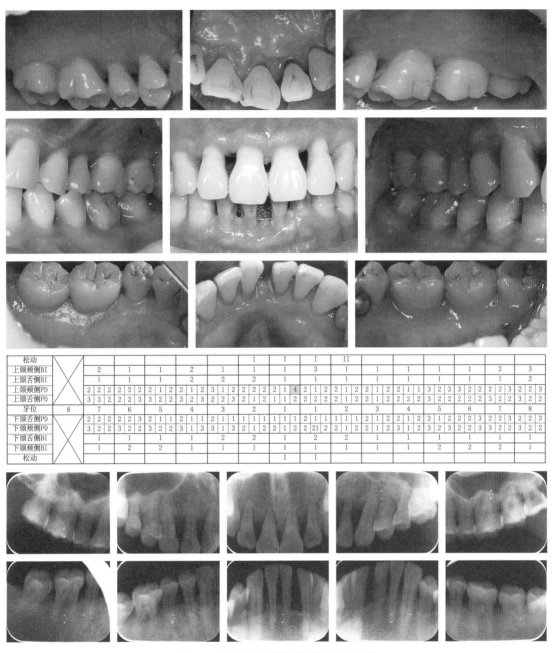

图88　病例2治疗器械选择和程序设置

针);④ 手用器械去除颊侧残留牙石、色素和菌斑,并行根面平整(Gracey匙形器);⑤ 探查颊侧牙石及根面形态,确认无沉积物(ODU11/12探针);⑥ 探查舌侧牙石及根面形态(ODU11/12探针);⑦ 手用器械去除舌侧残留牙石、色素和菌斑,并行根面平整(Gracey匙形器);⑧ 探查舌侧牙石及根面形态,确认无沉积物(ODU11/12探针);⑨ 治疗区袋壁松软处,袋内壁刮治去除袋壁肉芽(通用型匙形器,Columbia 4R/4L);⑩ 超声器械快速清理牙周袋

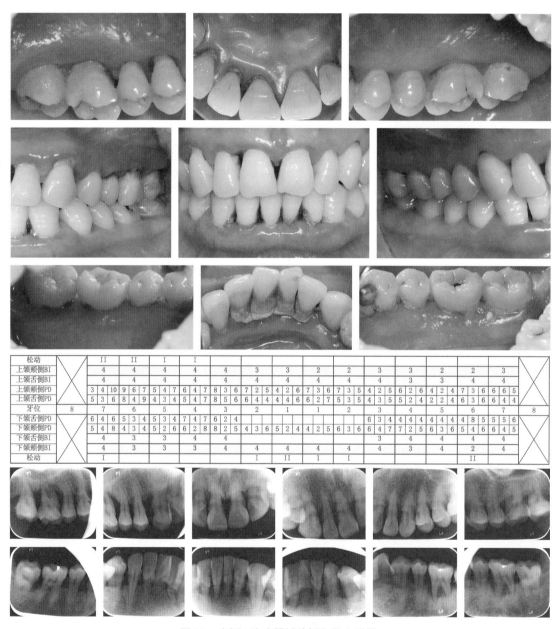

图89　病例3治疗器械选择和程序设置

松动			II		II		I		I																					
上颌颊侧BI			4		4		4		4		4		3		3		2		2		3		3		2		2		3	
上颌舌侧BI			4		4		4		4		4		3		3		3		3		4		4		3		3		4	
上颌颊侧PD		3 4 10	9 6 7	5 4 7	6 4 7	8 3 6	7 2 5	4 2 6	7 3 6	7 3 5	4 2 5	6 2 6	4 2 4	7 3 6	6 6 5	
上颌舌侧PD		5 3 6	8 4 9	4 3 4	5 4 7	8 5 6	6 4 4	4 4 6	6 2 7	5 3 5	4 3 5	5 2 4	2 2 4	6 3 6	6 4 4	
牙位	8	7		6		5		4		3		2		1		1		2		3		4		5		6		7	8
下颌舌侧PD		6 4 6	5 3 4	5 3 4	7 4 7	6 2 4							6 3 4	4 4 4	4 4 4	4 4 4	8 5 5	5 6
下颌颊侧PD		5 4 8	4 3 4	5 2 6	6 2 8	8 2 5	4 3 6	5 2 4	4 2 5	6 3 6	6 4 7	7 2 5	6 3 6	5 4 6	6 4 5	
下颌颊侧BI			4		3		3		4		4									3		4		4		4		4	
下颌颊侧BI			4		3		3		4		4									4		3		4		2		4	
松动			I										I		II		I		I										II	

（龈下工作尖）；⑪ 观察是否有活动性出血，酌情行3%过氧化氢溶液冲洗，并确认无活动性出血后结束本次治疗（见图90）。

任何治疗都应建立在患者理解并积极配合的基础上，才可能获得理想的疗效。特别是处于快速发展时代中的我们，临床患者来自家庭长辈的牙周健康知识非常有限，其牙周疾病的控制与健康意识的建立更依赖于医师专业的讲解、耐心的沟通和合理的治疗。这是我们需要正视并为之努力的临床现况。

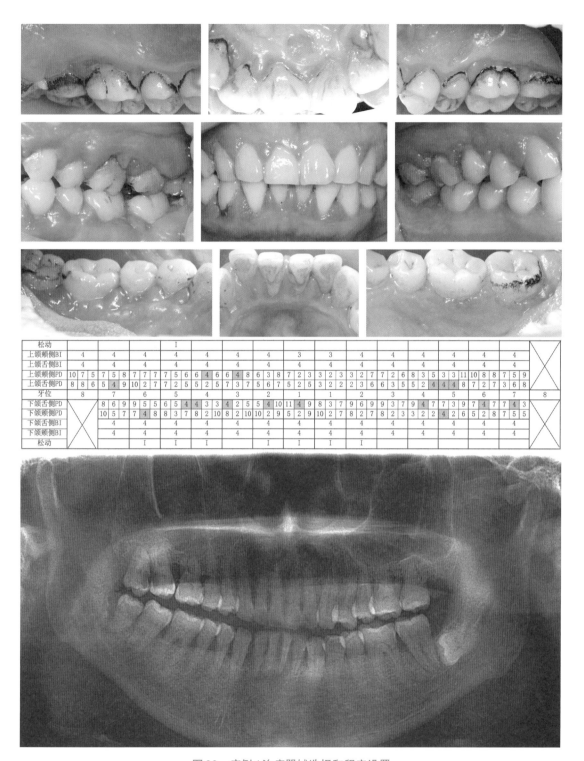

松动						I											
上颌颊侧BI		4		4		4		4		4		4		4		3		3		4		4		4		4		4		4	
上颌舌侧BI		4		4		4		4		4		4		4		4		4		4		4		4	
上颌颊侧PD	10	7	5	7	5	8	7	7	7	7	5	6	6	4	6	6	4	8	6	3	8	7	2	3	3	2	3	3	2	7	7	2	6	8	3	5	3	3	11	10	8	8	7	5	9
上颌舌侧PD	8	8	6	5	4	9	10	2	7	7	2	5	5	2	5	7	3	7	5	6	7	5	2	5	3	2	2	2	2	3	6	6	3	5	5	2	4	4	4	8	7	2	7	3	6	8
牙位		8			7			6			5			4			3			2			1			1			2			3			4			5			6			7		8
下颌舌侧PD				8	6	9	9	5	5	6	5	4	4	3	3	4	2	5	4	10	11	4	9	8	3	7	9	6	9	9	3	7	9	4	7	7	3	9	7	4	7	7	4	3	
下颌颊侧PD				10	5	7	7	4	8	8	3	7	8	2	10	8	2	10	10	2	9	5	2	9	10	2	7	8	2	7	8	2	3	3	2	2	4	2	6	5	2	8	7	5	5	
下颌舌侧BI				4		4		4		4		4		4		4		4		4		4		4		4	
下颌颊侧BI				4		4		4		4		4		4		4		4		4		4		4	
松动					I		I		I			I		I			I		I			I			

图90　病例4治疗器械选择和程序设置

17 去除牙面沉积物

1824年，第一所牙学院在美国俄亥俄州建立。这成为现代牙科的开端。随着学科的发展，人们逐步认识到，去除牙面沉积物可以预防和治疗牙周疾病[1]。早年去除沉积物单纯使用手用器械。20世纪初开始倡导的预防性洁治（prophylaxis）操作程序中，除使用手用器械之外，还结合橡皮轮/抛光膏的抛光方式去除牙面色素和菌斑。20世纪50年代后期，超声等机用器械开始应用于临床[2]，且其动力方式和工作尖的种类不断发展，在很大程度上代替了传统的手用器械。20世纪80年代以来，喷砂器械与喷砂材料也逐渐发展，并显露出其在去除牙面色素和牙菌斑方面的优势[3][4]。20世纪90年代开始，各种波长的激光逐渐被应用在牙周非手术治疗中[5]。

本节详细介绍目前临床上普遍应用的去除牙面沉积物的4种方式——超声/声波机用器械、手用器械、喷砂和抛光。

方式一：超声/声波机用器械

机用器械（powered scaler）最早出现在20世纪50年代后期。根据动力原理的不同可分为气动声波和电动超声波两大类。这些器械通过工作尖的振动，击碎牙石、清除色素和菌斑；用于冷却工作尖的同步喷水系统，可以形成水雾，喷雾的水滴内产生细微真空泡，真空泡迅速塌陷并产生能量，作用于牙面沉积物，可破坏其结构即产生空穴作用；还可以借助水流或者药物冲洗帮助操作者获得清晰的视野以及治疗部位的良好愈合环境。

上述机用器械的传统名称为"洁牙机"。最早的洁牙机工作尖较为粗大，以龈上治疗为宜，随后出现可以用于龈下的、较细的工作尖，这类工作尖当时也称"细线器"。近年来，一些厂商将洁牙机命名为"牙周治疗仪"，其本质仍然是超声或声波机用器械。临床医师使用前，

① HEFTI A F. Periodontal probing［J］. Critical Reviews in Oral Biology and Medicine. 1997, 8(3): 336−356.
② JOHNSON W N, WILSON J R. The application of the ultrasonic dental unit to scaling procedures［J］. Journal of Periodontology, 1957, 28(4): 265−271.
③ WILLMANN D E, NORLING B K, JOHNSON W N. A new prophylaxis instrument: effect on enamel alterations［J］. Journal of the American Dental Association, 1980, 101(6): 923−925.
④ MOËNE R, DÈCAILLET F, ANDERSEN E, et al. Subgingival plaque removal using a new air-polishing device［J］. Journal of Periodontology, 2010, 81(1): 79−88.
⑤ LALEMAN I, CORTELLINI S, DE WINTER S, et al. Subgingival debridement: end point, methods and how often?［J］ Periodontology 2000, 2017, 75(1): 189−204.

应了解所用器械的本质原理,特别是各种工作尖(tips)或工作棒(inserts)的出厂设计,才能把握好不同器械的操作细节(见图91和图92)。

压电式(piezoelectric)超声器械以及声波器械(sonic scaler)的换能手柄与工作尖以螺口接合,一些压电式超声器械品牌之间的工作尖可以通用。压电式超声器械在亚洲、欧洲以及大洋洲被广泛使用。

磁伸缩式(magnetostrictive)超声器械工作尖与镍片或者铁氧体工作棒(也称为碳棒)整体制造,工作棒插入手柄,一些品牌之间的工作棒也可以通用。在美国,使用磁伸缩式超声器械的临床机构比例超过70%。

无论何种机用器械,均可将其工作尖各部位进一步命名为尖端(point)、凹面(concave surface)、凸面(convex surface)以及介于凹面

和凸面交界处的侧面(lateral surface),如图93所示。

工作尖对牙面施压并振动时,会导致牙面划痕。因此理想的操作是工作尖仅与牙石或色素菌斑等沉积物接触,而不与牙齿表面接触。然而在实际操作中,难以避免工作尖接触牙面,临床操作者应在把握沉积物分布范围的基础上操作,避免在无沉积物的牙面操作。操作者也要避免将工作尖尖端直接压向牙面而导致牙面划痕(见图94)。

压电式超声器械的工作尖多产生线形超声振动,用**工作尖的侧面末端2～3 mm**与牙面接触,可以获得最佳器械振动效能且避免撞击牙面;而当凹面或凸面与牙面接触时,工作尖将沿线形振动的方向直接撞击牙面,会给患者带来不适,应尽力避免(见图95)。

磁伸缩式超声器械及声波器械工作尖的振

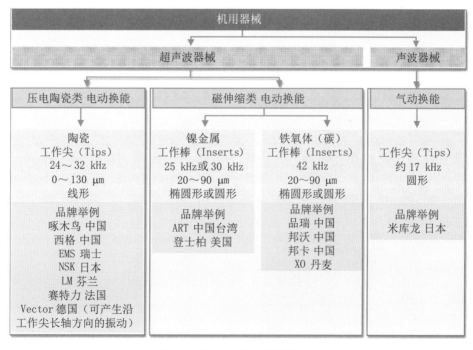

图91　超声/声波机用器械概况

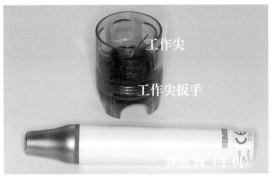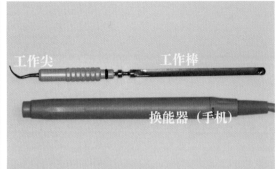

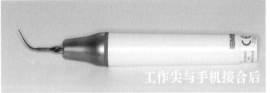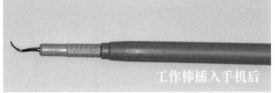

图92　机用器械工作尖与手柄的连接方式

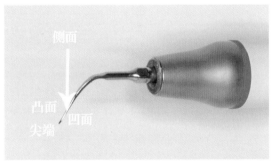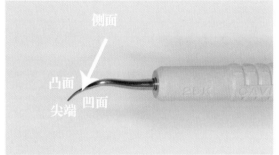

图93　机用器械工作尖各部位命名

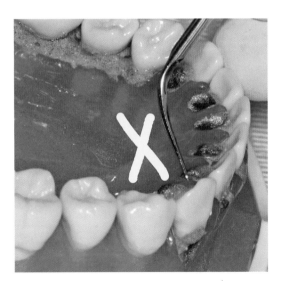

图94　避免工作尖尖端直接压向牙面

动模式为椭圆形或者圆形,工作尖的振动幅度常小于压电式器械。在这一原理下,工作尖各面接触牙齿振动时,均会轻度撞击牙面,因而其获得最大振动效能的位置为**工作尖凹面、凸面以及侧面末端的2～3 mm**。此外,部分磁伸缩式器械工作棒的水管为外置式(见图96)。

器械与牙面之间的角度过大是导致牙面划痕损伤的重要相关因素,应在治疗中注意控制角度,尽量使器械长轴与牙面接近平行(0～15°)[1](见图95和图96)。

工作尖的形态和振动特征(出厂时的振动

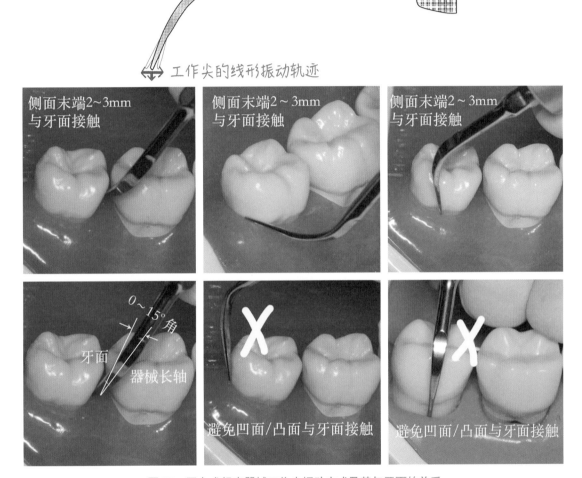

图95 压电式超声器械工作尖振动方式及其与牙面的关系

模式与频率)、实际工作时的功率设置(可在操作中调节振动幅度而改变功率)、压力负载、工作尖与牙面的接触面及接触角度等因素,决定了工作尖的最终轨迹和工作效能。

机用器械的临床使用细节如下:

(1)尽量按照器械厂商的推荐选择/更换工作尖。各厂家积极研制各种工作尖,从形态、粗细、角度、截面、材质等各个方面满足不同的临床需要,临床医师应充分利用工作尖的上述设计制造信息进行选择,以实现最佳的工作效率。

① ARABACI T, ÇIÇEK Y, ÇANAKÇI C. Sonic and ultrasonic scalers in periodontal treatment: a review [J]. International Journal of Dental Hygiene, 2007, 5(1): 2−12.

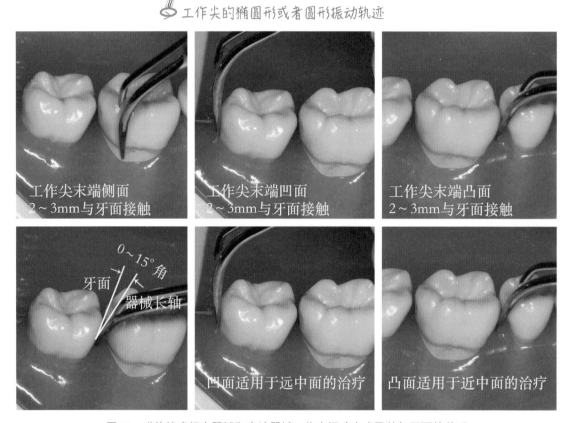

工作尖的椭圆形或者圆形振动轨迹

工作尖末端侧面
2～3mm与牙面接触

工作尖末端凹面
2～3mm与牙面接触

工作尖末端凸面
2～3mm与牙面接触

0～15°角
牙面
器械长轴

凹面适用于远中面的治疗

凸面适用于近中面的治疗

图96　磁伸缩式超声器械和声波器械工作尖振动方式及其与牙面的关系

同时,也应重视工作尖磨损后效率下降的问题,按照厂商提供的指示标记及时更新工作尖。

(2)调节合适的功率和出水量。选择能有效去除目标沉积物的最小功率,因为功率越大,工作尖振动幅度越大,牙面受震动后患者的不适感越强。水量以雾状为合适。

(3)握笔法握持器械,器械的柄部放置在虎口处(见图97)。较手用器械的改良握笔法,超声/声波器械以及喷砂、抛光等机用手柄,均以握笔法为佳,以获得较手用器械更轻、更灵活的

侧向施力和器械控制。

(4)建立支点(rest)。手指肌肉放松,根据操作部位建立口内或者口外支点,支点的作用为"稳固"而非手用器械施力时所需的"支撑",因而英文多以"rest"(轻靠)而非"fulcrum"(支点)来表述。

(5)控制工作尖的运动轨迹与压力(见图98)。使用机用器械去除牙石时,其工作尖的运动轨迹应为从冠方向根方。即从牙石冠方边缘开始,向根方移动工作尖,震碎并去除牙石。在

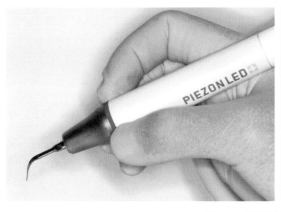
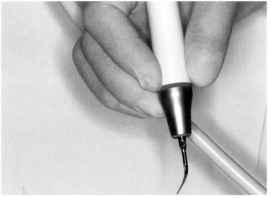

图97　握笔法握持机用器械

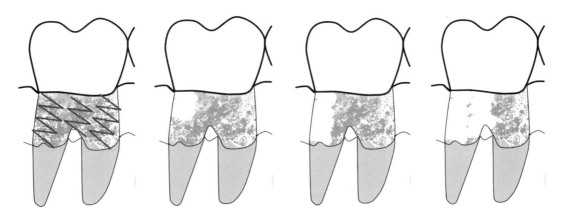

图98　机用器械工作尖的运动轨迹(冠方向根方,分区段去除牙面沉积物)

此过程中,工作尖对牙石所施侧向压力较轻,过多向牙面加压无助于提高效率,并成为产生牙面损伤的因素之一,对于压电陶瓷器械,其侧向压力应在0.5 N之内(牙周探针向袋底的压力在0.25 N之内)[①]。

此外,各生产商还试图将冷却水替换为有抛光、脱敏、灭菌等作用的液体成分,不断改良机用器械的振动特征和工作尖设计,以进一步提高自身产品性能,更好地服务于临床需要。

方式二: 手用器械

超声/声波等机用器械的出现及近年来其工作尖形态与材质的改良和发展,加之近20年来,喷砂器械的普及与发展,大大提高了操作者的治疗效率,减少了临床操作中传统手用器械的使用比例。然而,在目前的临床工作中,手用器械仍然不能完全被机用器械和喷砂器械所取代,其主要原因如下:

① ARABACI T, ÇIÇEK Y, ÇANAKÇI C. Sonic and ultrasonic scalers in periodontal treatment: a review [J] . International Journal of Dental Hygiene, 2007, 5(1): 2–12.

（1）手用器械颈部较机用器械工作尖的形态更丰富，使其工作端更易于贴合牙面，同时手用器械的工作刃形态和大小有更多选择。手用器械的这些特征使其在深牙周袋袋底、邻面接触点下方、根分叉、根面凹陷等部位的贴合与牙面清创方面，与机用器械工作尖互为补充。

（2）手用器械可以用可控的侧方压力（较大）施加于牙面（平均约 5 N[①]），去除牙面的残留牙石和菌斑色素等沉积物。

（3）手用器械去除沉积物后，可以用可控的侧方压力（中等）施加于根面，去除根面玷污层，平整根面。

（4）对炎症较重的袋内壁，可以用手用器械进行软组织处理。

因此，在临床程序上，对有较多牙石分布的区域进行牙周非手术清创时，可先用超声/声波器械去除大部分牙石和菌斑，然后进行牙石及根面形态探诊，根据探诊所获信息进行手用器械治疗。在使用手用器械过程中，以牙石尖探针反复探查，确认根面光滑度和治疗终点，并可视局部软组织状况，用合适的手用器械进行袋内壁的处理（详见第18章）。

用于去除牙石的手用器械包括镰形器、匙形器、锄形器、牙周锉以及牙周凿。在机用器械出现以前，这5类手用器械是牙周基础治疗中非手术清创的主要工具。随着机用器械的广泛应用，锄形器、牙周锉以及牙周凿的使用越来越少，镰形器（sicke scaler）和匙形器（curet）是目前最常用的手用器械（见图99）。

镰形器和匙形器与前文所述的牙石尖探针的结构类似，均由柄部、颈部和工作端三部分组成（见图82）。最早的镰形器和匙形器可追溯到19世纪末期，其工作端结构见图100。

镰形器工作端由颈末端直接延伸，因而工作端两侧对称，其截面呈倒三角形，倒三角形的底构成了工作端的内面（face），两腰构成了工作端的侧面（lateral surface），内面与侧面交界处，被修磨为锐利的两个工作刃（cutting edge）。同时，镰形器内面与两侧面在末端汇合为尖形，此处可根据清创需要略深入龈下，但不宜过深。

最早的匙形器刃部工作端由其颈末端直接延伸，其截面呈半椭圆形，内面与弧形的侧面交界处也被修磨为两个对称的工作刃，匙形器半圆形工作端比镰形器三角形工作端薄，可深入至龈下。

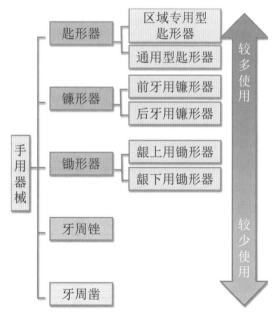

图99　手用牙周器械的种类和应用趋势

① ZAPPA F U, CADOSCH, SIMONA C, et al. In vivo scaling and root planing forces［J］. Journal of Periodontology, 1991, 62(5): 335−340.

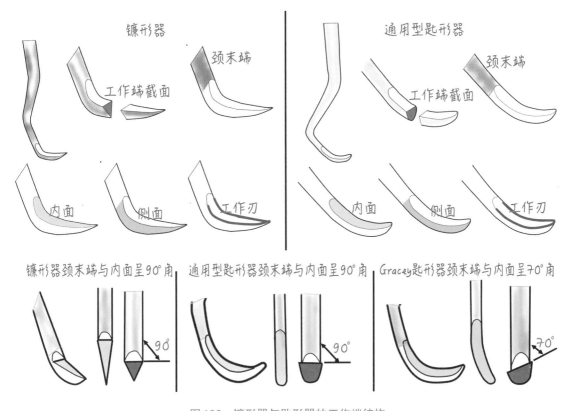

图100　镰形器与匙形器的工作端结构

20世纪40年代,Gracey医师在传统匙形器的基础上,将其内面与颈末端进行了20°角扭转,从而使刃部内面与颈末端形成了70°角的关系。扭转后,工作端形成高低两侧非对称形态,仅低侧侧面与内面交界处修磨为锐利的单侧工作刃。Gracey医师还根据不同牙位牙齿的自身形态和前后关系,为器械设计了14种(7对)**颈部形态**。该器械称为区域专用型匙形器(area specific curet),也称为Gracey匙形器。在龈下治疗中,很少有人使用整套7对Gracey匙形器,而是仅用其中3~4对完成全口治疗。自20世纪80年代以来,在原器械设计(又称标准型Gracey匙形器)的基础上,发展出了颈部直径、长短,刃部的宽度、厚度和长度均不相同的系列Gracey匙形器,以满足各种临床需要。例

如颈部加粗的rigid-Gracey匙形器,颈末端加长且刃部减薄的after five-Gracey匙形器(颈部标准型和颈部加粗型),颈末端加长、刃部减薄且刃部减短的mini five-Gracey匙形器(颈部标准型、颈部加粗型、颈部加粗及刃部更薄型)。近年来,甚至有厂商设计出了颈末端与器械内面呈60°角,更合适于牙周维护阶段治疗纤维化程度较高的残留牙周袋部位的器械。

由于区域专用型匙形器的出现,传统双刃的匙形器被称为通用型匙形器(universal curet)。

除工作端基本形态和不同尺寸特征外,镰形器和匙形器的颈部形态、角度与长短也多种多样,以实现工作端与目标牙面的良好贴合。颈部下段与工作端相连的部分即**颈末端**,则需

与目标牙面平行，或者接近平行，以引导工作端沿着牙面运动。设计用于前牙的镰形器和匙形器颈部弯曲通常比较少；设计用于后牙的镰形器和匙形器则有较多的颈部弯曲，这些弯曲用以引导器械贴合放置和协调施力（见图101）。

用于后牙的器械通常为双头工作端，器械柄部朝向前牙区握持，将器械的末端向两颗前磨牙之间插入邻面，观察器械颈末端的方向是否与前磨牙邻面方向一致。如果一致，则工作端为该侧正确工作端；如果器械颈末端横跨过第一前磨牙颊面，则工作端选择错误，应更换另一工作端（见图102）。

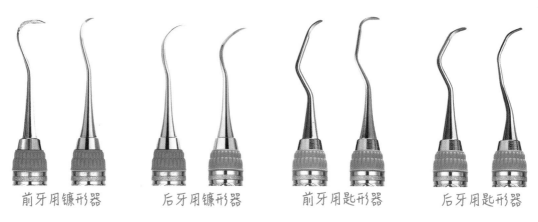

前牙用镰形器　　后牙用镰形器　　前牙用匙形器　　后牙用匙形器

图101　镰形器与匙形器的多种颈部形态

注：100多年以来，人们设计使用了数百种镰形器和匙形器。器械的选择受操作者习惯与技术因素影响。
图片由美国伊利诺伊州芝加哥市豪孚迪（Hu-Friedy）制造有限责任公司提供。

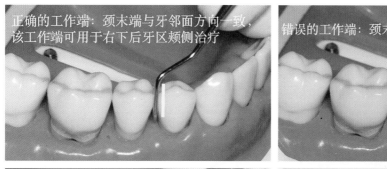
正确的工作端：颈末端与牙邻面方向一致，该工作端可用于右下后牙区颊侧治疗

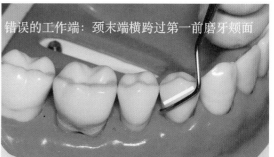
错误的工作端：颈末端横跨过第一前磨牙颊面

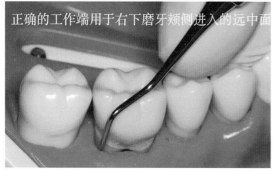
正确的工作端用于右下磨牙颊侧进入的远中面

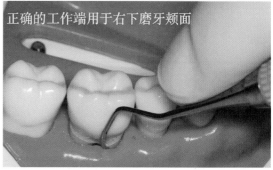
正确的工作端用于右下磨牙颊面

图102　后牙镰形器与匙形器的工作端鉴别

后牙镰形器以及通用型匙形器的双头工作端所使用的牙面为颊舌面相对，即工作端一头用于1区颊侧、2区舌侧、3区颊侧以及4区舌侧，另一头用于1区舌侧、2区颊侧、3区舌侧以及4区颊侧。这与前文所介绍的ODU11/12探针的原理相同（见图81）。一些厂家的某些型号后牙镰形器为单头制造，因而需成对购置。

Gracey匙形器因其单侧工作刃设计，同一牙齿的近远中面操作需要不同的工作端方可完成。表14为Gracey医生最初设计的器械适用牙面与人们在实践中延展使用的方式[①]。国内临床多用Gracey 5/6、7/8、11/12、13/14完成全口手器治疗，即5/6用于前牙，7/8用于后牙颊舌面，11/12用于后牙近中面，13/14用于后牙远中面。笔者在对比使用多种Gracey器械后认为，相比经典Gracey器械（又称标准型Gracey器械），Gracey 1/2、11/12、13/14相应系列，如粗颈

系列、MiniFive粗颈系列等，更符合临床较为常见的典型深袋且较多沉积物患者的治疗需要，如图89所示病例。

如前文所述，牙石尖探针、牙周探针以及手用牙周洁刮治器械，均以改良握笔法握持。首选无名指行邻近牙齿的口内支点，当因牙齿位置、开口度等无法获得邻近牙齿的口内支点时，可使用无名指行口内对颌支点或口内对侧支点，或者以多手指接触面颊部皮肤行口外支点（见第13章的图55和图56）。

以上3种器械握持方式以及支点的选择虽然具有相似之处，但牙周探诊检查和牙石探诊检查时所施加于牙面的侧向压力较小，而使用牙周手用器械清除牙石和平整根面时，则需分别施加较重和中等程度的侧向压力，因而需要更加稳固而有力的支点。

在我国，手用器械存在两种手指握持和支

表14　Gracey匙形器的原设计使用区域及其延伸与变化

Gracey匙形器编号	原设计应用区域	应用区域的延伸
1/2,3/4	前牙区的所有牙面	无
5/6	前牙和前磨牙区的所有牙面	磨牙区的颊面、舌面和近中面
7/8,9/10	后牙区的颊面和舌面	前牙和前磨牙区的所有牙面
11/12	后牙区的近中面	前牙区的近中面和远中面；磨牙区的颊面和舌面
13/14	后牙区的远中面	前牙区的近中面和远中面
15/16	1991年问世，用于后牙区的颊面、舌面和近中面	
17/18	1995年问世，用于后牙区的远中面	

① GEHRIG J S, SRODA T, SACCUZZO D. Fundamentals of periodontal instrumentation & advanced root instrumentation [M]. 8th Ed. Philadelphia: Wolters Kluwer, 2017.

点分配方式。一些临床医师习惯以无名指为主要支点(本书详细介绍的支点方式),另一些临床医师则以中指为主要支点。无论选择哪种支点,均应尽量实现指、腕、前臂共同用力,而非手指单独用力,才能帮助操作者有效控制和施力,并避免损伤周围组织。器械握持与均衡施力的分析见第20章。

无论是镰形器或是匙形器,在去除牙石过程中,均应保持器械**工作端末1/3的工作刃缘与牙面接触**,在牙面平坦的部位接触范围可达2~3 mm,在轴面线角、接触点下方等部位,则仅可获得1~2 mm的接触。同时,保持镰形器及匙形器内面与牙面呈45°~90°角施力去除牙石,以60°~80°角最为合适(见图103)。

镰形器以去除龈上或者浅龈下与龈上相连的牙石为主,因此在操作中,可直接以合适的工

作角度将器械放置于牙石下方,或者由邻近区域沿牙面转动器械至牙石下方。

匙形器进入龈下工作。器械进入龈下区域前,工作端末1/3贴合放置在牙冠表面,位置与ODU11/12牙石尖探针相似,后牙为颊面或者舌面线角处外形高点附近,前牙为唇面或者舌面相对平坦的中1/3处外形高点;进入前需使内面与根面尽量贴合,背面与袋内壁贴合;尽量保持其内面与牙面呈0~45角,由器械背面略推开牙龈软组织,以轻力将器械深入牙石下方。在牙周袋内,保持器械内面与牙面45°角以内的接触并轻轻提拉匙形器,可以进一步探查牙石的分布状况。在去除牙石的过程中,则要将器械调整至前述45°~90°工作角度(60°~80°角效率最高),以适度(中至重度)的侧压力施力去除牙石。在刮治过程中,也可变换内面与牙面的角度

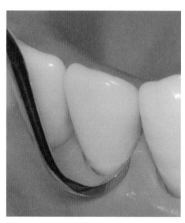
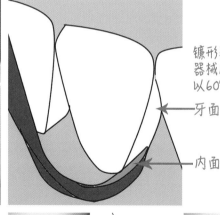

镰形器:放置及去除牙石时,器械内面与牙面呈45~90°角,以60°~80°角最为合适

牙面

内面

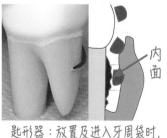

匙形器:放置及进入牙周袋时,器械内面与牙面呈0~45°角

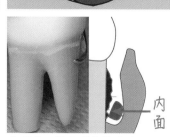

匙形器:轻力探查牙石时,器械内面与牙面角度小于45°

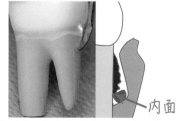

匙形器:去除牙石时,器械内面与牙面呈45~90°角,以60°~80°角最为合适

图103 镰形器和匙形器的放置

(0～45°)及施力程度(轻度),进行实时探查,一旦感到牙石或牙面粗糙,应转为去除牙石所需角度(45°～90°)以及施力程度(中至重度)进行刮治。

根据器械结构的知识不难理解,在去除牙石过程中,保持器械内面与牙面呈60°～80°角状态下,器械的颈末端则或与牙面接近平行(Greacy匙形器),或与牙面呈20°～30°角(镰形器和通用型匙形器)。

在使用镰形器和匙形器时,应始终保持器械末端侧缘2～3 mm(个别部位为1～2 mm)的工作刃缘与牙面接触贴合,且使器械在根面移动的轨迹重叠。此时,器械对牙面施以中度至重度侧向压力,以短促、小幅度、连续、重叠、渐进的动作,垂直向、斜向或者水平向去除牙石。每次施

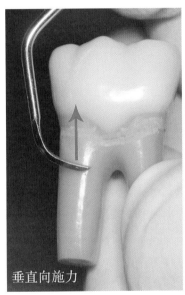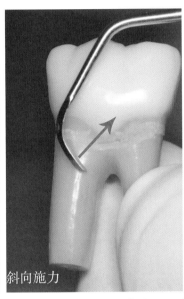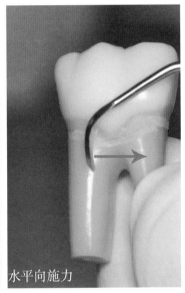

以短促、小幅度、连续、重叠、渐进的动作,垂直向、斜向或者水平向去除牙石

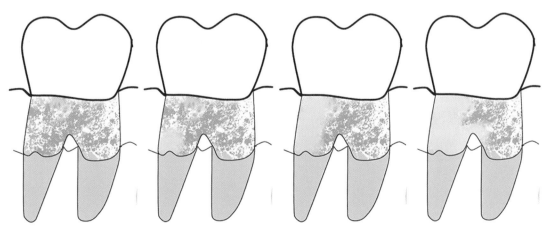

整体顺序:由根方向冠方、掘进式去除牙石

图104　手用器械的施力运动方向与轨迹

力动作幅度以 1 ～ 2 mm 为宜,整体为掘进式、由**根方向冠方**的轨迹去除牙石(见图104)。

去除牙石的施力过程,应养成以手指、手腕和前臂整体施力的习惯,以获得最大效能,并减少自身肌肉疲劳损伤,但在一些区域,如轴角部、窄根牙的唇舌面,需要辅以屈指运动的手指为主的施力方式。

如前所述,当牙石较大、沉积范围较广时,宜使用机用器械,高效去除大部分牙石,然后在探查残留牙石分布的基础上,以手用器械去除残留牙石。

值得指出的是,在英文原义中,"洁治""刮治"总称为"scaling", 与之相应的用于去除牙面沉积物的超声波/声波和手用器械,都称为"scaler"。而在中文中,被冠以"龈上""龈下"加以区别,称为"龈上洁治器"和"龈下刮治器",或者用"镰形洁治器""匙形刮治器"等命名。出于器械的本质用途为"scaling"、器械的本质为"scaler"考虑,本书单纯以"镰形器""匙形器"的工作端形态特征表述。

方式三: 喷砂

喷砂是把空气、水和砂粉混合后,以一定压力喷至牙面,**去除牙面上的菌斑和色素**。此方式于1980年问世,近年来逐渐被广泛应用于临床[1]。

早年的砂粉的主要成分有碳酸氢钠、碳酸氢钙、生物玻璃(由二氧化硅、氧化钠、氧化钙和五氧化二磷等组成的硅酸盐玻璃)或者浮石粉(硅酸铝、硅酸钠和硅酸钾的混合物)等。由于这些砂粉的颗粒较大(直径40—120 μm)且硬度较高,对牙本质和牙骨质的磨损较大,因而主要用于龈上牙釉质表面的喷砂。甘氨酸喷砂粉于2003年问世,因其颗粒更小(直径20—65 μm)和硬度更低,且组织反应小而被应用于牙本质及牙骨质表面,也用于种植体周围去除菌斑,成为牙周维护和种植体维护的重要手段。2010年,由瑞士日内瓦大学Moëne医师首次报告,借助可以深入龈下部位的喷嘴,用甘氨酸喷砂粉可实现龈下较深部位的喷砂去除菌斑[2]。具有预防龋齿作用的赤藓糖成分的喷砂粉(颗粒直径约15μm)将于2020年进入中国市场,厂商建议用于龈上和龈下部位喷砂,并且可以用于混合牙列青少年牙面喷砂,起清洁牙面以及防龋的双重作用。

喷砂手柄的握持与超声手柄及抛光低速弯机头的握持相同,为"握笔法"。器械的柄部放置在虎口处,稳固握持的同时手指肌肉放松,根据不同部位建立口内或者口外支点(轻靠)。

喷砂手柄可区分为龈上与龈下两大类。使用时,均应在喷嘴附近配以强吸唾器吸除砂粉,同时在口腔内使用普通的软管吸唾器吸除唾液。如果以牙釉质表面的色素和菌斑为去除对象,可使用龈上喷砂手柄并配合以传统龈上牙釉质喷砂粉(如碳酸氢钠喷砂粉),将喷嘴朝向𬌗面或者切缘方向,与牙面呈30°～60°角启动喷砂。如果以牙龈退缩后暴露于口腔中的牙颈部牙根表面的色素和菌斑为去除对象,则需使用龈上喷砂手柄配以硬度低的甘氨酸喷砂粉,将喷嘴朝向牙龈方向,与牙面呈30°～60°角启

① WILLMANN D E, NORLING B K, JOHNSON W N. A new prophylaxis instrument: effect on enamel alterations [J]. Journal of the American Dental Association, 1980, 101(6): 923−925.
② MOËNE R, DÈCAILLET F, ANDERSEN E, et al. Subgingival plaque removal using a new air-polishing device [J]. Journal of Periodontology 2010, 81(1): 79−88.

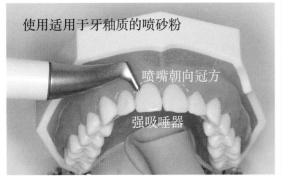
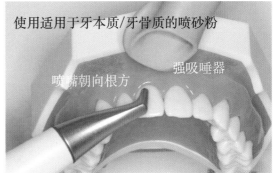

图105　龈上喷砂

动喷砂(见图105)。

　　龈下喷砂手柄,需配以一次性喷嘴和甘氨酸喷砂粉使用。在体外确认手柄及喷嘴的通畅性后,将喷嘴插入相应深度的牙周袋内并启动喷砂。龈下喷砂也可以以同样方式用于种植体周围探诊深度较深部位的维护。龈下喷砂前,需确认相应位点根方存在3 mm以上的附着;在喷砂过程中,应以袋内提插的方式移动手柄。

　　龈下喷砂目的在于去除残留牙周袋部位牙根(植体)表面牙菌斑,因此不宜在患牙基础治疗阶段进行,而应在完成牙周清创、根面确认无牙石沉积、牙周袋(种植体周袋)内壁炎症消退的维护治疗时实施。所以,龈下喷砂往往以位点为单位,而不是以牙齿为单位,更不是以牙列为单位进行(见图106)。

　　随着上述喷砂设备和可用于牙根表面的喷

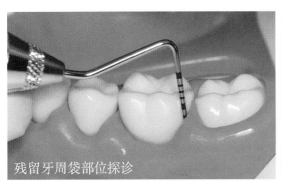
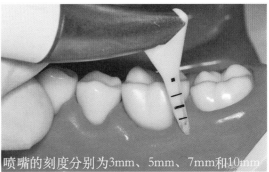
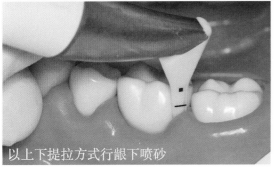
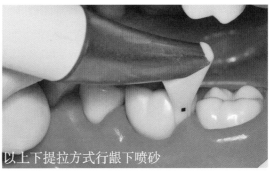

图106　龈下喷砂

砂粉等材料的发展,约在2014年,一些学者提出菌斑导向的治疗(guided biofilm therapy, GBT)的临床方案。仔细比较其与传统方案的差别会发现,GBT程序强调,在治疗程序上,喷砂去除色素菌斑先于超声和手用器械去除牙石。其优点在于牙面色素和菌斑去除后,龈上牙石显露更为清晰,更易于准确探查和去除牙石。然而,操作者应注意,这一程序对牙龈炎症明显、预计治疗中有广泛出血的患者并不适用,也不适合于龈下牙石广泛沉积且尚未治疗的部位。换言之,这一程序仅适用于已完成牙周非手术清创,牙龈炎症减退,或者本身牙龈炎症轻微、甚至临床健康的维护阶段或者预防性洁治时(见图87和图88)①。

方式四:抛光

在喷砂方式出现和普及之前,低速弯机头驱动的抛光方式是去除牙面轻度色素和牙菌斑的常用方式。影响抛光效果的因素主要是抛光膏摩擦剂粒子的特性和用量,以及抛光压力与速度。抛光剂中具有摩擦作用的成分有二氧化硅、浮石粉、碳酸钙、氧化锡、氧化铝和过氧化铁等,由粗到细分为 F FF FFF 或 0 00 000 等级别。抛光膏的量越多,抛光的速度越快,橡皮杯压力越大,摩擦效率越高,但产热也越大。为防止产热对牙髓造成不利影响,可用水及甘油等保湿成分调整抛光膏。此外,抛光膏中还含有一定比例的黏合剂和甜味剂②。一些抛光剂中添加了氟化物,以期发挥抗敏或防龋等作用。

牙面色素本身并不导致免疫炎症反应及牙

周破坏,但色素沉积的牙面更为粗糙,不利于自洁;同时,一些色素沉积在薄层牙石表层,临床难以区分。出于上述两方面因素的考虑,去除牙面色素也成为牙周基础治疗的一部分。低速弯机头/橡皮杯/粗颗粒抛光膏的方式可有效**去除部分附着较松散的色素**。从临床效率来说,借助空气压力的喷砂方式去除色素更为高效。

低速弯机头/橡皮杯/粗颗粒抛光膏的方式能有效**去除龈上牙面菌斑**,这也是PMTC的技术基础之一。有充分的证据表明,在牙周基础治疗过程中,需将菌斑作为牙面沉积物彻底清除,为组织愈合创造条件。需要辩证把握的是,菌斑控制的第一主体是患者本人(行为障碍的特殊人群除外),帮助患者建立良好的菌斑控制习惯比医师一次椅旁清除菌斑更为重要。

低速弯机头/橡皮杯/粗颗粒抛光膏的方式能有效**去除牙面获得性膜**,即牙冠表面的唾液蛋白构成的膜结构。尽管早年的研究认为获得性膜阻碍了牙齿对氟离子的摄取,需要去除,但之后的文献报告对此持否定态度,认为获得性膜甚至菌斑的存在并不影响氟离子的摄取。

椅旁抛光去除牙面菌斑色素和获得性膜,为患者创造良好的口腔环境和牙面感觉(抛光膏中的甘油成分**使抛光后的牙齿表面更为光滑**),对疾病预防和治疗、组织愈合以及建立/提高患者依从性均有正面作用。因此,传统的椅旁抛光方式是预防性洁治的步骤之一。

超声器械、手用器械、喷砂方式以及抛光方式,其本质均为外力作用下去除牙面沉积物,都会对牙面带来一定程度的刻痕或者磨损。发生

---

① 对话牙周教父 Prof. Lang 1 牙周手术的时机［EB/OL］.(2019−10−11)［2019−12−11］.https://mp.weixin.qq.com/s/u9TZ27nLtsuQbkDzRtdTyQ.

② 孙卫斌. 牙周基础治疗技术［M］. 南京:江苏科学技术出版社,2007.

在牙釉质上的这些刻痕和磨损,可通过口腔内再矿化过程得到修复。Jost-Brinkmann(1998)报告了使用市场常见的喷砂和抛光产品(1 min)会带来3.6～7.2 μm的牛牙牙釉质磨损,其刻痕深度浅于手用器械所致的牙面刻痕[1][2][3]。从上述研究背景考量,笔者不认为只为消除超声/手用器械所致的牙面刻痕而行的抛光操作具有预想的临床获益。

临床多用安放于低速弯机头上的橡皮杯蘸取抛光剂进行牙齿各轴面的抛光,用抛光刷蘸取抛光剂清洁后牙𬌗面。在牙齿的各轴面使用抛光刷有损伤牙龈的风险,故应避免。

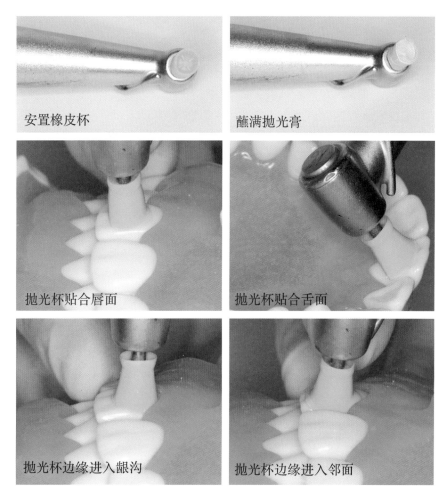

安置橡皮杯　　　　　　　蘸满抛光膏

抛光杯贴合唇面　　　　　抛光杯贴合舌面

抛光杯边缘进入龈沟　　　抛光杯边缘进入邻面

图107　橡皮杯行牙面抛光的主要细节

① BERKSTEIN S, REIFF R L, MCKINNEY J F, et al. Supragingival root surface removal during maintenance procedures utilizing an air-powder abrasive system or hand scaling an in vitro study〔J〕. Journal of Periodontology, 1987, 58(5): 327−300.

② PINI N I P, SUNDFELD-NETO D, AGUIAR F H B, et al. Enamel microabrasion: an overview of clinical and scientific considerations〔J〕. World Journal of Clinical Cases, 2015, 3(1): 34−41.

③ JOST-BRINKMANN P G. The influence of air polishers on tooth enamel. an in-vitro study〔J〕. Journal of Orofacial Orthopedics, 1998, 59(1): 1−16.

抛光时，关闭水路，调至低旋转速度，握笔法握持，器械的柄部放置在虎口处，稳固握持的同时手指肌肉放松，根据不同部位建立口内或者口外支点（轻靠）。将蘸取抛光膏的橡皮杯放置在距离牙面1～2 mm处，开启脚踏开关，使橡皮杯开始旋转，略施压力，利用橡皮杯的弹性，将抛光杯贴合至牙面，并使其边缘进入邻面及龈沟，以一定的顺序依次抛光牙面，抛光至前牙舌窝时，应注意保持抛光杯贴合（见图107）。在预防性洁治和PMTC流程中，抛光后还视需要用牙线清洁邻面。

与喷砂方式相似，抛光有损伤牙龈上皮、增加菌血症的可能，也有因产生气溶胶和飞沫导致治疗环境污染的风险，因此对于牙龈炎症较重，或者当天进行了龈下治疗的牙位不宜用抛光处理。

18 牙周非手术清创中的组织处理

牙体硬组织的处理——根面平整

根面平整是指去除牙石、菌斑等根面外源性沉积物后,再用器械刮除牙根表面病变的牙骨质,并使部分嵌入牙骨质内的牙石和毒素也得以清除的过程。

20世纪50年代—60年代,实验技术的发展帮助人们观察到,随着龈下菌斑的沉积和龈下牙石的形成,牙骨质表面发生脱矿和Sharpey纤维破坏等结构破坏,细菌内毒素等产物可进入牙骨质,而龈下牙石也可嵌入牙骨质甚至在牙本质表层附着,牙石的无机盐结晶可能与牙体结构结合。单纯用洁刮治器械去除表面牙石后,会留下粗糙的、包含嵌入的牙石以及细菌内毒素的牙根表面。这样的牙根表面会出现如下情况:① 微观上残留嵌入表面的龈下牙石;② 阻碍成纤维细胞和上皮细胞的贴附生长;③ 促进外源性细菌的沉积和菌斑的再度形成。基于这些发现,Schaffer指出"Thorough planing of the root surface is imperative to remove the calculus and to produce a smooth, hard root surface"。即刮除牙根表面的牙石后(scaling),再继续使用手用器械,刮除牙根表面的表层牙骨质,直至达到光滑坚硬的牙根表面状态,也就是所谓根面平整(root planing)。此时部分牙骨质可能已被刮除,但这一根面状态,有助于治疗后纤维组织和上皮组织的愈合① ② ③ ④ ⑤。为实现根面平整的目标,需使用手用器械,以略小于去除牙石所需的侧向压力,轨迹重叠地施力于根面,并使用手用器械和牙石尖探针(当时以17#探针为主要工具),确认实现根面平整的手感。

充分的体外实验和临床证据帮助临床医师树立了洁刮治和根面平整(scaling and root planing, SRP)的概念与临床程序。

随着超声器械的问世和普及,20世纪五六十年代,学者们开展了比较手用器械和超声器械行SRP的程度与治疗效果的临床研究。通过对离体牙的观察发现,超声器械和手用器械在去除牙石方面具有相似的能力,但超声器械不能实现如手用器械治疗后的光滑和坚硬程

① WAERHAUG J. Effect of rough surfaces upon gingival tissue [J] . Journal of Dental Research, 1956, 35(2): 323–325.
② GREEN E, TAMFJORD S P. Tooth roughness after subgingival root planing [J] . Journal of Periodontology, 1966, 37(5): 396–399.
③ ALEO J J, DE RENZIS F A, FARBER P A. In vitro attachment of human gingival fibroblasts to root surfaces [J] . Journal of Periodontology, 1975, 46(11): 639–645.
④ JONES W A, O'LEARY T J. The effectiveness of in vivo root planing in removing bacterial endotoxin from the roots of periodontally involved teeth [J] . Journal of Periodontology, 1978, 49(7): 337–342.
⑤ O'LEARY T J. The impact of research on scaling and root planing [J] . Journal of Periodontology, 1986, 57(2): 69–75.

度。无论使用何种器械，牙周袋深部的根面牙石都很难去除干净。20世纪五六十年代，很多临床研究表明，SRP加上良好的菌斑控制，可以获得一定程度的临床附着。这两类研究的结果促使人们进一步思考，根面平整的程度到底如何界定？[①]时至今日，这个"程度"仍然无法精确定量[②]。

从各个角度比较手用器械与机用器械对根面影响以及治疗效果的探索，在对牙周炎症机制的认识过程中，人们发现，早年的"去除牙石后，以较大侧向压力刮除牙根表面的表层牙骨质，直至达到光滑坚硬的牙根表面状态"的传统根面平整方式，可能过度去除了根面牙体组织。在这样的背景下，"清创"（debridement）一词，自20世纪80年代开始见诸文献[③]。

1994年，第一次欧洲牙周病学年会将龈下清创（subgingival debridement）定义为"the gentle mechanical subgingival instrumentation carried out to disrupt and/or remove the acquired biofilm"，即使用（机用和/或手用）器械，以温和的力量，破坏和（或）去除牙根面菌斑生物膜。与根面平整相比，龈下清创在语意上更强调器械处理的对象是外源性菌斑生物膜而非根面组织本身。

概念上的变化，各种器械优缺点的比较与争论，并不能否定**组织愈合所需要的龈下环境**。在美国的牙科诊疗项目编码系统以及口腔卫生

士和牙科医师的临床实践中，仍然使用SRP即洁刮治和根面平整来描述牙周炎患者病因治疗和维护治疗的一项内容。

在操作上，基于对龈下清创概念的理解和接受，目前进行根面平整的方式较20世纪70年代发生了变化[③][④]。一些操作者认为，可以用机用器械完成SRP的去除牙石和平整根面的全过程[④]。另一些（目前为主流）操作者，则主张和实践以下机用器械和手用器械相结合的SRP过程：

（1）首先用机用器械去除大部分牙石。

（2）然后配合精确的牙石探诊（使用ODU11/12探针），使用手用器械以短促、连续、重叠的动作，垂直向、斜向或者水平向去除残留牙石，直至确认龈下牙石已无残留。

（3）使用同样的手用器械，对牙面施以中度侧向压力，以较长的"刮胡子"样连续动作垂直向或者斜向平整根面，达到根面平整的目的（见图108）。

（4）用牙石尖探针探诊确认根面处理的终点。

牙体软组织的处理——袋内壁刮治

袋内壁刮治（curettage）在国内教材中的描述是："在刮除龈下牙石的同时，工作端的另一侧刃会将袋内壁肉芽组织及残存的袋内上皮刮掉，注意不要遗漏残存的肉芽组织，否则易造成术后出血。"[⑤] "在刮除深牙周袋中的龈下牙

① O'LEARY T J. The impact of research on scaling and root planing［J］. Journal of Periodontology, 1986, 57(2): 69−75.
② KRISHNA R, DE STEFANO J A. Ultrasonic vs. hand instrumentation in periodontal therapy: clinical outcomes［J］. Periodontology 2000, 2016, 71(1): 113−127.
③ LALEMAN I, CORTELLINI S, DEWINTER S. Subgingival debridement: end point, methods and how often?［J］. Periodontology 2000, 2017, 75(1): 189−204.
④ TUNKEL J, HEINECKE A, FLEMMIG T F. A systematic review of efficacy of machine-driven and manual subgingival debridement in the treatment of chronic periodontitis［J］. Journal of Clinical Periodontology, 2002, 29(Suppl 3): 72−81.
⑤ 孟焕新. 临床牙周病学：第2版［M］. 北京：北京大学医学出版社，2013.

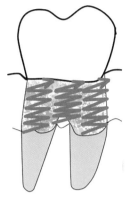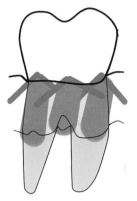

去除牙石：以短促、小幅度、连续、重叠、渐进的动作，由根方向冠方，呈掘进式轨迹将牙石去除　　根面平整：对牙面施以中度侧向压力，以较长的"刮胡子"样连续动作垂直向或者斜向平整根面

图108　手用器械龈下刮治和根面平整比较

石时，应同时将牙周袋内壁的部分肉芽组织刮除。"[1]从这些描述来看，去除袋内壁肉芽组织是在SRP同时"无意"中完成的。

Carranza's clinical periodontology 将袋内壁刮治（curettage）定义为"The word curettage is used in periodontics to mean the scraping of the gingival wall of a periodontal pocket to remove diseased soft tissue"[2]。即用匙形器刮除牙周袋软组织壁感染组织的治疗过程，并将这一治疗归类为牙龈手术治疗技术（gingival surgical techniques）。刮治袋内壁的理论基础在于牙周袋软组织壁为慢性炎症表现，即结缔组织中有渗出、细胞浸润、胶原纤维溶解减少等组织破坏状态与血管和胶原纤维新生等组织修复状态相互转化，袋内壁上皮组织呈现糜烂、溃疡和增生等多种变化。在去除根面及袋内牙石和菌斑的同时，人为地刮除这些肉芽组织和袋内壁上皮，可以促进牙龈炎症快速愈合以及附着形成。

基于对牙周炎症机制的认识，有学者指出，如果对牙根表面进行彻底的洁刮治和充分的根面平整，牙周袋软组织壁将进入修复过程，肉芽组织将在此过程中消退。临床研究也有报道，袋内壁刮治的操作并不能将袋内壁的上皮组织清除干净，而局部临床疗效并不好于单纯行SRP者[3][4]。2002年，美国牙周病学会发表声明，将该项目从其牙科诊疗项目编码系统中删除[5]。

值得注意的是，Carranza医师仍然认为袋内壁刮治是一个有临床价值的治疗措施，并保留在其经典著作和临床实践中。事实上，近年来迅速发展的激光技术，对袋内壁软组织的处理和组织愈合的原理，与袋内壁刮治有一定的相似之处[6]。在日本医疗保险项目中，仍保留袋内壁刮治术的处理，且收取与SRP相同的费用[7]。

① 孟焕新.牙周病学：第4版［M］.北京：人民卫生出版社，2012.
② NEWMAN, TEKEI, KLOLLEVOLD, et al. Carranza's clinical periodontology［M］. 11th ed. Missouri: Elsevier Saunders, 2011.
③ LOPEZ N J, BELVEDERESSI M. Subgingival scaling with root planing and curettage: effects upon gingival inflammation: a comparative study［J］. Journal of Periodontology 1977, 48(6): 354−362.
④ ECHEVERRIA J J, CAFFESSE R G. Effects of gingival curettage when performed 1 month after root instrumentation. A biometric evaluation［J］. Journal of Clinical Periodontology, 1983, 10(3): 277−286.
⑤ AMERICAN ACADEMY OF PERIODONTOLOGY. The American Academy of Periodontology statement regarding gingival curettage［J］. Journal of Periodontology 2002, 73(10): 1229−1230.
⑥ DEAS D E, MORITZ A J, SAGUN R S JR, et al. Scaling and root planing vs. conservative surgery in the treatment of chronic periodontitis［J］. Periodontology 2000, 2016, 71(1): 128−139.
⑦ 小原启子，畠山知子.歯科衛生士の歯周治療の本 2016−2017［M］.东京：歯医薬出版株式会社，2016.

笔者认为,对一些患者在行局麻下SRP的同时进行袋内壁刮治,人为地去除袋内壁肉芽和上皮,缩短治疗后局部软组织向生理形态愈合改建的时间,可以与患者自身菌斑控制的努力相辅相成,实现临床获益。针对以下4类临床状况,可以考虑实施袋内壁刮治。

(1)侵犯嵴顶上附着组织(supracrestal attached tissues)的冠修复体带来的牙周炎症,因各种主客观原因决定保留原修复体(见图109)。

(2)药物性牙龈肥大(见图110)。

(3)与正畸装置相关的呈增生表现的个别牙位炎症(见图111)。

(4)牙周袋内壁质地松软,外壁质地略坚韧的治疗位点(见图112)。

行袋内壁刮治的具体方法是,局麻下行SRP,确认根面治疗完成后,同期使用通用型匙形器(如经典的Columbia 4R/4L、Columbia

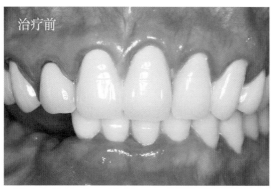
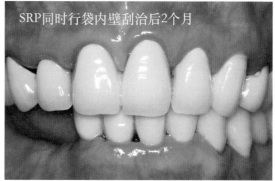
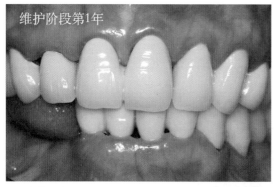
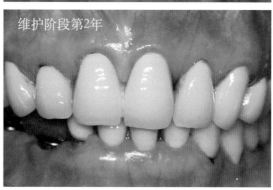
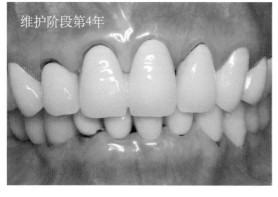

图109　与修复体相关的牙周炎症的治疗与维护

注:此患者49岁,女性,多牙牙冠修复10年,反复出血肿胀5年就诊,在其基础治疗与维护治疗中,对组织松软、BI≥3处,行袋内壁刮治。

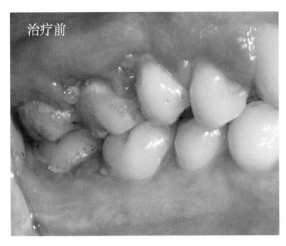
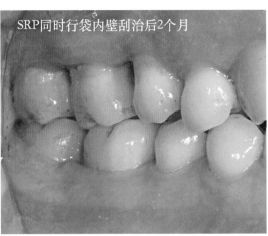

图110　药物性牙龈肥大的基础治疗

注：此患者64岁，男性，因牙龈出血就诊，高血压史10年并口服硝苯地平降压药，血压控制良好，否认其他系统病史。分区行SRP的同时行袋内壁刮治。

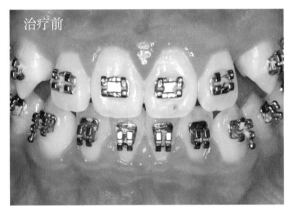
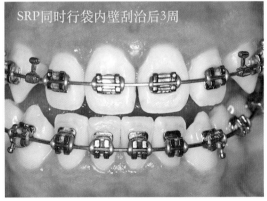

图111　与正畸装置相关的牙龈炎症

注：此患者13岁，男性，正畸治疗中，因牙龈红肿转诊牙周诊疗。在行SRP的同时行袋内壁刮治。

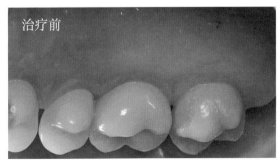
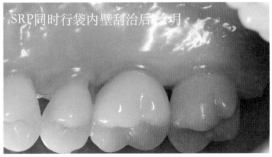

图112　部分深牙周袋部位的治疗

注：此患者38岁，女性，因咀嚼无力就诊。分区SRP的同时进行袋内壁刮治。

2R/2L、Columbia 13/14、Yonger-Good 7/8等）或者Gracey匙形器，以左手手指抵住牙周袋外侧牙龈，右手执器械，使其刃部紧贴袋壁，刮除袋内壁肉芽组织，同时左手感受匙形器的位置和牙龈的厚度，以保护牙龈。如果匙形器刮出的肉芽仍与软组织袋壁相连，可以用弯头剪刀插入袋内，剪除肉芽组织（见图113）。

以上述方式适当地除去袋内壁肉芽，并保留袋壁外侧相对坚韧的结缔组织和外侧牙龈角化上皮，使余留软硬组织互相贴合，有助于术后组织改建愈合。龈乳头区域，操作时需要注意使器械沿牙面走行，避免将颊舌侧龈乳头间的连接撕裂，一旦撕裂，需进行局部缝合（6-0不可吸收缝线为宜），以获得顺利的愈合。

袋内壁刮治后的理想愈合是袋内血块在良好环境下得以机化，因此有医师主张早期需敷不可吸收塞治剂以保护局部组织免受刺激。笔者通常会在局部冲洗后压迫止血，确认无活动性出血后，嘱患者在治疗后3日内避免治疗区严重刺激，并告知患者出血时可自行压迫止血、观察，或与医师联系，而不进行局部塞治。

20世纪70年代末期，牙周医师在袋内壁刮治术的基础上进行了改进，发展出切除性新附着术（excisional new attachment procedure，ENAP），适用于中等深度特别是单根牙的骨上袋。ENAP采用在局麻下内斜切口，从龈缘或者龈缘根方1～2 mm处切至袋底，将袋内壁上皮及感染肉芽组织锐性切除。经典的ENAP还包括清理袋内残留软组织，并刮净根面残余牙石，压迫龈缘使之与牙面贴合后，以间断或者垂直褥式缝合固定牙龈边缘等步骤。如果切口局限在单个牙的颊舌面，不延伸至龈乳头，可单纯行牙周塞治[1][2]。

袋内容物的处理——冲洗和上药

历史上，临床医师曾主张在局部牙周非手术清创后，常规行3%过氧化氢袋内冲洗，以获得清理龈袋、止血和辅助灭菌的效果。由

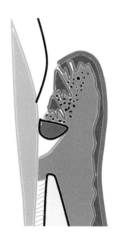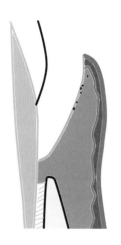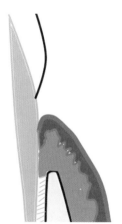

图113 袋内壁刮治

① DEAS D E, MORITZ A J, SAGUN R S JR, et al. Scaling and root planing vs. conservative surgery in the treatment of chronic periodontitis [J]. Periodontology 2000, 2016, 71(1): 128-139.
② 岳松龄. 口腔内科学：第2版 [M]. 北京：人民卫生出版社，1986.

于超声治疗的普及，临床医师发现，超声器械水流较3%过氧化氢手动袋内冲洗在清理袋内容物方面的冲洗作用更为确切，因而很多临床医师会在综合使用超声和手用器械去除牙石、根面平整、袋内壁刮治后，再行快速超声"荡洗牙周袋"，如果没有活动性出血以及其他急性表现，3%过氧化氢袋内冲洗也**非为每位患者所必需**。

1%～2%碘制剂（碘甘油、碘酊、台式液等）曾是国内临床医师常用的牙周治疗后的局部涂布制剂，被认为具有灭菌、消炎、收敛的作用，并能促进肉芽组织生长，但缺乏可信度高的临床获益循证依据。以美国为代表的临床体系中，多数口腔卫生士不具有处方权，因此是否需要辅助局部或全身用药，常在基础治疗后6～8周再次进行牙周检查后，与全科医师或牙周专科医师共同评估。综合近年文献综述，在器械治疗结束后袋内常规上药的必要性**还需考量**[1]。

---

[1] HEITZ-MAYFIELD L J, LANG NP. Surgical and nonsurgical periodontal therapy. learned and unlearned concepts [J]. Periodontology 2000, 2013, 62(1): 218−231.

19 谨慎地判断和干预咬合问题

咬合问题的复杂性

过度的咬合力(excessive occlusal force)是指超过牙体或牙周附着组织修复能力的咬合力。过度的咬合力或导致牙齿的过度磨损,或导致咬合创伤。咬合创伤(occlusal trauma)是指因咬合力异常导致的牙周支持组织(牙周膜、牙槽骨和牙骨质)的损伤,可累及牙周支持组织完整的牙齿(即原发性咬合创伤)和牙周支持组织减少的牙齿(已发生牙周附着丧失,即继发性咬合创伤)。

对于上述概念早已在数十年之前形成共识。然而,咬合所造成的"创伤"应基于组织学切片观察到的牙周膜病理变化确切判断,临床检查及放射学检查仅能提示"可能"存在咬合创伤,由此所获得的咬合干预的临床决策,也仅为"可能"阻断牙周损害的一个"可能因素"。

一些临床研究提示咬合震颤、牙齿松动、咬合接触异常(早接触和咬合干扰)、不均匀磨耗、牙齿移位、牙齿折裂、温度敏感、咀嚼不适、牙周膜增宽、牙根吸收和牙骨质撕裂等可能提示咬合创伤的存在;另一些临床研究显示,咬合干预可能有助于改善牙周附着状况和牙周炎症控制

程度。但就个体而言,咬合状况存在着巨大的个体差异,难以总结普遍的规律,不提倡对牙周病患者进行常规咬合调整。如果存在明确的咬合问题提示因素,应在**干预前谨慎判断,干预后认真随访**[1]。

除椅旁的咬合调整外,干预和管理夜磨牙等口腔副功能、以短期或者长期方式固定松动牙齿、正畸治疗、咬合重建治疗以及选择性拔牙等措施,都可能消除或减轻咬合创伤。理想的咬合干预可以促进患牙实现牙周状态的稳定控制,并提高患者的舒适程度。当患牙松动移位持续加重、患者的相关症状以及咬合创伤相关的放射学改变持续存在时,往往提示咬合创伤没能得到有效消除[2]。

由切牙异常覆盖覆𬌗关系引起的咬合创伤

Akerly将切牙深覆𬌗分为4种临床类型(见图114)[3]:

第一类:深覆𬌗导致下切牙切缘咬合于上前牙区腭黏膜。

---

① FAN J, CATON J K. Occlusal trauma and excessive occlusal forces: Narrative review, case definitions, and diagnostic considerations [J]. Journal of Periodontology, 2018, 89(Suppl 1): S214−S222.

② AMERICAN ACADEMY OF PERIODONTOLOGY. Parameter on occlusal traumatism in patients with chronic periodontitis [J]. Journal of Periodontology 2000, 71(5 Suppl): 873−875.

③ AKERLY W B. Prosthodontic treatment of traumatic overlap of the anterior teeth [J]. The Journal of Prosthetic Dentistry, 1977, 38(1): 126−134.

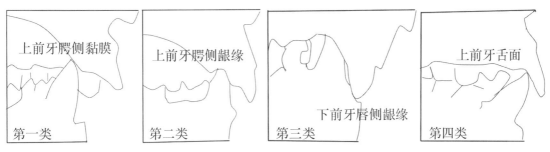

图114　切牙深覆𬌗的4种临床类型

第二类: 深覆𬌗导致下前牙切缘咬合于上前牙舌侧龈缘。

第三类: 深覆𬌗导致上前牙切缘咬合于下前牙唇侧龈缘。

第四类: 深覆𬌗导致下前牙切缘咬合于上切牙舌面。

在上述4种类型中, 第二类和第三类切牙深覆𬌗对牙周支持组织的影响最大。切牙深覆𬌗或前牙咬合较紧者(上下切牙接触面积大), 如果伴有后牙的缺失, 影响垂直距离, 则更容易成为前牙区牙周破坏的促进因素[1]。在已经发生牙周炎症甚至牙周破坏后, 牙周非手术清创治疗的干预虽可获得一定程度的炎症消退, 但不良的切牙深覆𬌗咬合关系还需通过正畸, 甚至正颌正畸联合治疗, 才能获得真正的改善。

在切牙深覆𬌗引起局部软组织损伤时, 可以适当磨改下前牙切缘, 促进软组织愈合; 或者下颌前伸运动因上前牙内倾而受限制, 暂时没有正畸干预时机时, 可以适当磨改上前牙舌面以及下前牙切缘的唇斜面, 或者磨短上前牙, 以增加下颌前伸运动的空间, 可一定程度地减轻上下前牙的侧向力。

医患双方都应明晰, **正畸评估治疗而非简单调𬌗, 才是改善切牙深覆𬌗带来不良𬌗力的合适方式**, 因此医患双方应共同努力寻求正畸干预的可能与合适时机。

由早接触以及咬合干扰引起的咬合创伤

通过第13章所列的检查方法, 不难发现早接触和咬合干扰的存在, 二者均可能带来异常的侧向𬌗力施于个别牙, 从而可能引起咬合创伤, 因而应尽早识别并评估可否消除。牙齿位置异常导致早接触和咬合干扰(如后牙锁𬌗、个别牙反𬌗等), 常无法通过调𬌗解除, 而需要正畸干预。**一部分早接触和咬合干扰可以尝试在牙龈炎症初步消除的基础上进行调𬌗干预。**

在调𬌗前, 应进一步行咬蜡片、咬合纸等检查, 精确定位需调𬌗的位点。调𬌗解除早接触以及咬合干扰后, 应继续评估牙周袋是否可进一步通过非手术治疗干预获得更好的改善。

早接触的调𬌗原则比较经典, 包括如下3个方面:

(1) 正中𬌗早接触, 非正中𬌗也有早接触,

---

① 希斯曼.牙周非手术治疗[M].闫福华, 译.北京: 人民军医出版社, 2007.

应调磨早接触的牙尖或前牙切缘。

（2）正中𬌗早接触，非正中𬌗关系正常，不应调磨牙尖或前牙切缘，而应调磨𬌗面窝或者舌窝。

（3）正中𬌗关系正常，非正中𬌗有早接触，应调磨非正中𬌗运动过程中早接触的的牙尖斜面。

咬合干扰的调𬌗干预原则如下：

（1）前伸运动时后牙的𬌗干扰和侧方运动时非工作侧的𬌗干扰多与牙齿位置异常相关（如个别牙伸长、错位、锁𬌗等），应在调𬌗前认真评估其异常程度，判断是否能通过调𬌗获得改善。

（2）前伸𬌗时的后牙𬌗干扰多位于上颌磨牙舌尖的远中斜面和下颌磨牙颊尖的近中斜面，可在精确定位的基础上调磨。

（3）非工作侧的𬌗干扰多位于上牙舌尖和下牙颊尖的𬌗斜面，因为以上二尖均为工作尖，磨改时应十分小心，避免降低牙尖高度。

任何调𬌗治疗后，均应用低速弯机头上橡皮杯蘸取抛光剂的方式将调磨区抛光，应避免调𬌗带来的牙本质暴露，一旦发生牙本质暴露，应行脱敏治疗。

20　与医师自身健康密切相关的临床细节

牙周临床操作中，操作者常需保持较固定的姿势，且前臂及手部有大量重复的施力动作以及操作目标的解剖位置限制等因素，使临床医师成为发生肌肉骨骼失调（musculoskeletal disorders, MSDs）的高风险人群。与预防MSDs密切相关的人体工学（ergonomics）原则包括，使环境、设备和工具的利用方式尽量适于人体的自然形态，使人体在工作时，身体和精神不需要过多的主动适应，从而尽量减少操作造成的人体疲劳。

在人体工学原则的指导下，通过调整合适的临床设备和建立良好的操作习惯可以帮助临床医师减少肌肉骨骼受损乃至发生MSDs的风险。

医师坐姿、座椅以及患者位置

理想的、符合人体工学原则的医师坐姿，包括体重均匀分布、脊柱自然弯曲、肩部水平放松以及牙周诊疗中前臂、腕部和手指的协调用力。在诊疗过程中，躯干、肩部、颈部、上臂、腕部等各个关节的屈、伸、收、展和旋转角度在20°以内，前臂与上臂的角度在40°～100°之间，也就是保持或者接近中性姿势（neutral posture）。

实现上述坐姿的第一步，是建立医师的整体高度以及躯干与肩部姿态，即**初始坐姿**，具体步骤包括（见图115）：

（1）臀部坐于椅子后部。

（2）调整座椅高度和倾斜度（约5°），实现双脚平放于地面，小腿与地面垂直，臀部平于或略高于腘部。

（3）调整座椅靠背的高度和位置，获得腰部的支撑。

（4）抬高臀后部尾骨，建立脊柱的自然弯曲，利用本体感觉自我检查，并在诊疗过程中保持腰背部的稳定。

（5）放松肩部，上臂自然下垂。

选择合适的座椅并进行相应的调节，可以帮助医师实现上述坐姿，尤其可提供腰部支撑。有文献报告使用鞍式椅可以帮助医师提高坐姿的稳定性，然而以肌肉骨骼疼痛为指标的系统综述并不支持其人体工学获益[1]。

在建立操作者躯干高度和姿态后，应对**患者的位置**进行调节，具体步骤如下：

（1）确认患者枕部置于牙椅头托中央，头顶与牙椅头托上缘平齐。

（2）调节患者椅背倾斜度，使患者仰卧，脚平齐或略高于鼻尖水平。

[1] PLESSAS A, BERNARDES D M. The role of ergonomic saddle seats and magnification loupes in the prevention of musculoskeletal disorders. A systematic review [J]. International Journal of Dental Hygiene, 2018: doi: 10.1111/idh.12327.

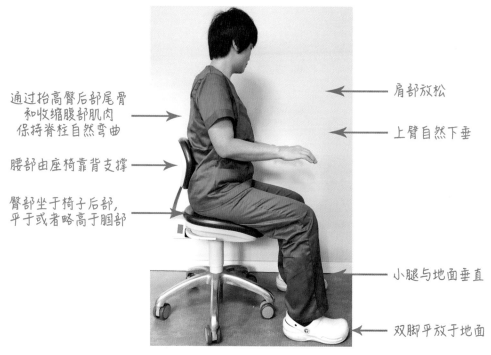

通过抬高臀后部尾骨和收缩腹部肌肉保持脊柱自然弯曲 →

腰部由座椅靠背支撑 →

臀部坐于椅子后部，平于或者略高于腘部 →

← 肩部放松

← 上臂自然下垂

← 小腿与地面垂直

← 双脚平放于地面

图115　人体工学原则下医师的初始坐姿

（3）调节患者牙椅的整体高度，使患者口腔高度（可以鼻部为参考高度）与医师上臂自然下垂后的肘部高度一致或者略低（见图116）。

在传统牙科诊疗中，患者多为半坐半仰位，而现代牙科诊疗主张患者仰卧位，使得大脑有充足的供血，减少晕厥风险。在调整至仰位的过程中，患者可能有任人宰割的心理不适感，但这一感觉会很快消失。此时医师或其助手可通过简单的语言交流分散患者的注意力。

用好时钟体位和患者头部位置的调节

时钟体位是前人在实践中总结的牙科治疗中利于医师保持中性姿势，从而保护肌肉、骨骼、关节不受损伤的理想治疗位置。根据操作区域调整医师的时钟体位，并且请患者配合调整头部位置，可以**帮助医师实现腕部的中性姿势**（即腕部不过屈也不过伸的位置），**获得治疗所需的支点位置**，最终高效地实现治疗目的。

简要总结右利手者时钟体位的原则是，将患者的头部和脚部分别设定为12点和6点，前牙区操作的近术者区，医师在8点处；远术者区，医师在11～1点位置；后牙区操作的近术者区，医师在9点处；远术者区，医师在10～11点的位置操作。前牙与后牙的近术者区和远术者区的划分及相应的时钟体位原则可参考图117。有时为实现时钟体位，医师需要并拢或者张开双下肢。

医师根据操作区域调整自身位置后，应指导患者调整头部位置，将治疗区进一步调整到视野内。具体方向是：近术者区治疗时患者头部转离术者（左偏），远术者区治疗时转向术者（右偏）；上颌牙齿操作时患者仰头抬起下颌，下颌牙齿操作时低头内收下颌。

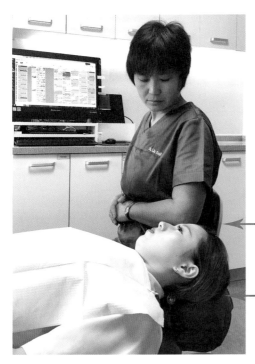

患者的口腔高度与医师上臂自然下垂后的肘部高度一致或者略低

枕部置于牙椅头托中央，头顶与牙椅头托上缘平齐

图116 人体工学原则下患者的初始位置

时钟体位原则特别适用于需要控制施力的操作，如牙石探诊、牙周手用器械治疗。在机用器械治疗，如超声治疗、喷砂和抛光治疗时，前牙区则难以完全实现时钟体位。但在这些机用器械的治疗过程中，手腕的施力程度小于手用器械，没能保持腕部的中性姿势时，对医师的损伤也轻于手用器械。

放大设备、照明以及口镜的利用

在合适焦距的放大镜下操作，可以帮助医师保持眼部与操作区之间的距离，从而**保持坐姿**，并且放松肩部和手臂，最终可减少发生 MSDs 的风险。近年来，国内牙科医师使用放大镜、显微镜操作者迅速增加，市场可见2.5～6.0倍的放大镜，其中2.5～3倍放大镜下所获得的视野比较适合于牙周非手术治疗操作。除了考量放大倍数外，选择放大镜时，还应考虑工作距离、瞳距和偏角。工作距离是指放大镜到治疗牙齿间的距离；偏角是指镜架平面与视角线的夹角。这两项参数取决于医师自身躯干和上臂的长度。因此，有条件的医师应考虑个性化定制放大镜。

市售放大镜多配有同轴光源，提供与放大镜即医师视线平行的光束，可以在治疗中代替椅位灯照，从而节约调整椅位灯的时间。然而，有研究报告，这一放大照明设备较传统椅位灯照明方式对操作者眼睛的损害风险更大[①]。使

---

① PRICE R B T, LABRIE D, BRUZELL E M, et al. The dental curing light: a potential health risk [J]. Journal of Occupational and Environmental Hygiene, 2016: 13(8), 639−646.

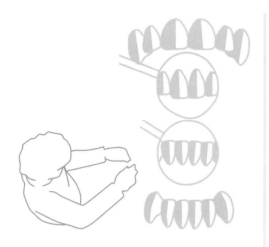

后牙近术者区：左上下后牙
的舌1/2和右上下后牙的颊1/2；

医师的时钟体位：躯干相对于患者头部为9点，
左手和右手分别为10点和8点

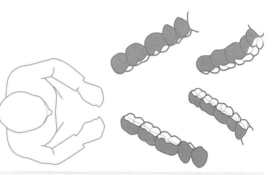

前牙近术者区：左上下前牙
的近中1/2和右上下前牙的远中1/2；

医师的时钟体位：躯干相对于患者头部为8点，
左手和右手分别为9点和7点

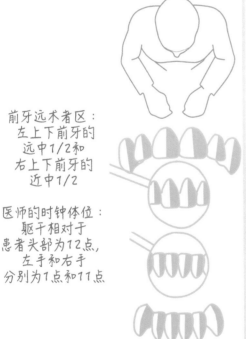

后牙远术者区：左上下后牙
的颊1/2和右上下后牙的舌1/2；

医师的时钟体位：躯干相对于患者头部为10点，
左手和右手分别为11点和9点

前牙远术者区：
左上下前牙的
远中1/2和
右上下前牙的
近中1/2

医师的时钟体位：
躯干相对于
患者头部为12点，
左手和右手
分别为1点和11点

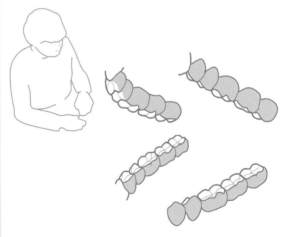

图117 前牙与后牙近术者区和远术者区的划分以及相应的医师时钟体位

注：患者头部设定为12点的时钟体位表述方式，可帮助操作者尽快建立相应的操作习惯。在充分理解和执行图中位置基础上，操作者可以在时钟体位为中心的区域，根据具体牙体的可视性及器械入路，进行一定程度的位置调整。

用椅位灯时，应注意调整灯光的距离和角度，既实现治疗区的投照，又不被医师头部和手部遮挡。笔者在临床教学中，发现初学者常因椅位灯的距离过近，或者诊疗后牙时未调整椅位灯，使之从对侧后牙方向投照，而仍从前牙上方投照，从而不能获得良好视野，进而需要更多地曲颈、弯腰，增加了自身发生MSDs的风险。

用好口镜，特别是用口镜牵拉颊部和舌体以暴露操作区，以及在后牙区远中和前牙区舌侧等部位操作时，注视口镜中的镜像进行治疗（即利用间接视野），可以帮助医师保持尽量小的躯干与颈部的倾斜角度，从而接近中性姿势。

手用器械的握持与均衡施力

目前国内和国际同行都普遍认同和采用的是改良握笔法握持手用器械，即以拇指和食指相对（指尖不接触），置于器械柄部，且保持关节凸起，以中指并拢于食指，指腹置于器械颈部近柄部处，无名指并拢于中指，小指并拢于无名指。

在上述改良握笔法的原则下，不同的操作者在细节上有所不同。一些操作者采用器械柄部靠于虎口处，中指既并拢于食指握持，又伸直为支点的方式，或者以中指和无名指为共同支点，以获得中指、手掌和手腕乃至前臂肌肉的协同发力[1]。另一些操作者则采用器械柄部靠于

食指第2、3指节至手掌侧缘，且避开虎口处，中指略凸起，无名指伸直支撑为支点，以获得无名指、手掌和手腕乃至前臂肌肉的协同发力（本书第13章中详细介绍）[2]。

回溯器械握持与发力方式的变革过程可以看到，随着器械的沿革，以及对施力过程、肌肉关节受力以及人体工学的发展，操作者对牙周器械的握持与支点、施力方式的认识也在发生变化。

《口腔内科学》第一版中，描述了当时四川医学院医师行龈下刮治时的经验："靠近刮治的区域，用中指做支点，而较远的区域则用无名指作支点。"[3]《口腔内科学》第三版中，则描述了当时的三种握持方式，握笔法、改良握笔法和掌拇法[4]。

现阶段，临床医师无论采用何种方法握持器械，都应以**协同、均衡、高效施力**为原则，从而减少自身肌肉的疲劳和损伤。

保持器械的高效状态

牙周诊疗中需要使用各类机用和手用器械，医师应尽量遵从器械生产者的建议，选择合适形态的机用器械工作尖、定期检查和更换磨损低效的工作尖、及时正确地磨锐手用器械[5][6]，保持其高效状态，是帮助医师减轻肌肉疲劳、提高工作效率的重要方式。

① 孟焕新.牙周病学：第4版［M］.北京：人民卫生出版社，2012.
② 吉尔·S.格里希，丽贝卡·苏达，达琳·萨库兹.牙周刮治基础与高级根面刮治：第8版［M］.闫福华，林敏魁，骆凯，主译.沈阳：辽宁科学技术出版社，2019.
③ 四川医学院.口腔内科学：第1版［M］.北京：人民卫生出版社，1980.
④ 岳松龄.口腔内科学：第2版［M］.北京：人民卫生出版社，1986.
⑤ 你不必担心，洁/刮治器修磨圣经来啦！［EB/OL］.（2017-0-29）［2019-06-03］.https://mp.weixin.qq.com/s/jle2vmeZ114cFqXjmtzaPQ.
⑥ 你不必担心，洁/刮治器修磨圣经来啦！［EB/OL］.（2017-11-10）［2019-06-03］.https:c//mp.weixin.qq.com/s/ZY7rbsPj2Kl_XbTDjPLX9g.

附 录

附录1 南加利福尼亚大学牙科学院全身病史问卷[①]

（1）你现在是否有疼痛或不适？ 　　　　　　　　　　　　　　　　有　　无

（2）牙科治疗时你感觉紧张吗？ 　　　　　　　　　　　　　　　　有　　无

（3）你是否有过牙科治疗的不良感受？ 　　　　　　　　　　　　　有　　无

（4）在两年内你是否住过院？ 　　　　　　　　　　　　　　　　　有　　无

（5）在两年内是否接受过医师的特殊医疗监护？ 　　　　　　　　　有　　无

（6）在两年内服过何种药物？ 　　　　　　　　　　　　　　　　　有　　无

（7）过敏史（如瘙痒、疹子、手脚和眼睛的水肿）有无使用青霉素、阿司匹林、可待因或者任何其他药物过敏？ 　　　　　　　　　　　　　　　　有　　无

（8）有无需要特殊治疗的出血倾向？ 　　　　　　　　　　　　　　有　　无

（9）圈出你患有的或者目前存在的情况

心力衰竭	肺气肿	AIDS
心脏病或发作	咳嗽	肝炎A（传染性）
心绞痛	结核（TB）	肝炎B（血清性）
高血压	哮喘	肝脏疾病
心脏杂音	枯草热	黄疸
风湿热	窦房结病变	输血
先天性心脏病	过敏或者荨麻疹	药物事件
猩红热	糖尿病	血友病
人工心脏瓣膜	甲状腺疾病	性病（梅毒、淋病）
心脏起搏器	放射或钴治疗	感冒溃疡（唇疱疹）
心脏外科	化学治疗（癌、白血病）	生殖器疱疹
人工关节	关节炎	癫痫或癫痫发作
贫血	风湿病	昏厥或者眩晕
中风	考的松药物	神经敏感
肾脏疾病	青光眼	精神病学治疗

[①] 马拉梅德. 口腔局部麻醉手册：第5版 [M]. 刘克英，译. 北京：人民卫生出版社，2004.

溃疡	下颌关节疼痛	镰状细胞疾病
容易有瘀伤、青肿		

（10）当你上楼梯或走路时,有无因胸疼、呼吸急促或者感觉很累?　　　　　是　　否

（11）有无踝关节水肿?　　　　　是　　否

（12）睡眠时是否用两个或者两个以上枕头?　　　　　是　　否

（13）一年内体重是否减少或者增加10磅以上?　　　　　是　　否

（14）是否有呼吸暂停或者憋醒?　　　　　是　　否

（15）有无特殊饮食?　　　　　是　　否

（16）是否患有癌症或者肿瘤?　　　　　是　　否

（17）你是否有表中未列的疾病、情况或问题?　　　　　是　　否

（18）妇女:现在是否妊娠?　　　　　是　　否

　　　　　有无节育措施?　　　　　是　　否

　　　　　是否计划妊娠?　　　　　是　　否

尽我的知识水平,前面的所有回答应是真实和正确的,如果我的健康有任何变化,或我的医疗情况变化,在下次预约就诊时,我将务必告知牙科医师。

日期:　　　　　　主治医师签字:　　　　患者、家长或监护人签字:

医疗病史/身体评估日期

日期:　　　　　　其他情况:　　　　　学生/主治医师签字:

附录2　牙周检查前问诊提纲[1]

全身性疾病/时间/现用药/控制状况

过敏史

其他状况（牙科治疗不良反应　颞颌关节不适　妊娠/生理状态）

最近一次全身体检时间

体检主要结果

刷牙工具	手用牙刷	电动牙刷	
刷牙频率	每日1次	每日2次	每日3次　　　其他（　　）
邻面工具与频率	每日1次（牙线　牙间隙刷　冲牙器）		
	小于每日1次（牙线　牙间隙刷　冲牙器）		
	无		
漱口水	使用	不使用	
吸烟状况	目前吸烟（　）支/日　累计（　）年		
	有吸烟史,现已戒烟（　）年		
	无吸烟史		
咬合习惯	单侧咀嚼　　夜磨牙　　紧咬牙　　咬指甲　　其他		

牙周症状与时间

　　牙龈出血（从无　　以往有现在无　　现在有自发　　现在有诱发）

---

[1]　检查前问诊的思路是以获得完整的必要病史信息为目标，以建立医患间的顺畅交流和初步信任为沟通要素。因此，问诊提纲与以"主诉、现病史、口腔病史、牙周病史及口腔习惯、家族史"为顺序的病史书写提纲不完全一致。

牙齿松动　　　因松动失牙　　　牙齿移位　　　口腔异味

牙龈肿胀不适　　咀嚼无力　　　牙龈退缩　　　牙颈部敏感

其他症状

主要牙科治疗史

牙槽外科

牙体病

修复

正畸

其他

家族 (牙周健康 / 疾病) 史

患者就诊缘由

最近一次牙周治疗时间与内容

附录3　口腔检查提纲

口外视诊/触诊检查

口内检查　口气

黏膜　（唇　颊　腭　口底　舌）

唾液

牙龈［龈缘位置　颜色　形态　质地　肌肉系带附着　生物型　其他（如窦道）］

牙列缺损及修复状况

牙体疾病及治疗状况

咬合描述　牙齿位置异常及拥挤描述

异常磨耗描述

磨牙关系　　　　左　　　　　右

尖牙关系　　　　左　　　　　右

前牙覆盖

前牙覆𬌗

咬合检查　正中震颤　　　　前牙区　　　　左后牙　　　右后牙

前伸运动　　　　前牙　　　　后牙

左侧侧方运动　　左侧　　　　右侧

右侧侧方运动　　左侧　　　　右侧

附录4 牙周检查记录表

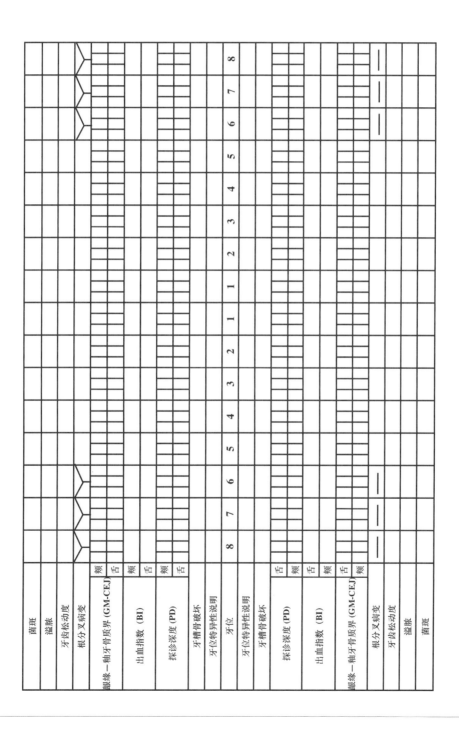

附录5　基于2018年新分类的牙周炎症状态临床诊断思维导图

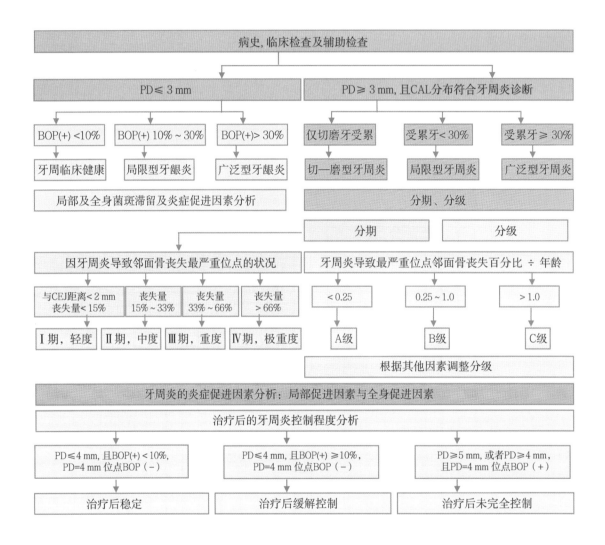

附录6　患者状态、治疗需要与危险因素分析提纲

1. **患者的诉求**

2. **全身状态**

   ASA分级

   需关注的系统性疾病及相应措施

3. **牙周治疗相关的精神状态和局部状态**

   牙科恐惧症　　　　　颞下颌关节和(或)张口度问题

   咽部反射问题　　　　其他问题

4. **牙周/牙体/牙列改善需要**

   需要立即处理的牙体和牙周问题

   需行择期诊疗的牙体病

   咬合异常可能需调𬌗或正畸干预

   牙列缺损以及可能修复治疗

   牙周炎症状态　　　　PD　　　　　　　　BOP(＋)

   牙周炎的伴发病变　　逆行性牙髓炎　　　　牙龈退缩　　　　病理性牙齿移位

   拔牙考量

5. **病因因素及牙周组织炎症危险因素分析**

   全身常见因素　　　　糖尿病　　　性激素　　　骨质疏松症　　　　情绪应激与抑郁

   　　　　　　　　　　吸烟　　　　肥胖　　　药物诱发牙龈肥大　　维生素C缺乏

   全身少见疾病/状态　　遗传性免疫性、结缔组织性、代谢性疾病

   　　　　　　　　　　获得性免疫异常　　　炎症性疾病

   局部危险因素　　　　唾液减少　　　　　　角化龈缺失　　前庭沟深度降低

   　　　　　　　　　　异常系带/肌肉附着　　釉突/釉珠　　发育沟　　牙折　　牙齿拥挤

   　　　　　　　　　　咬合创伤　　修复体　　　牙齿位置/根尖距/接触点

6. **相对独立于牙周组织炎症的牙周状态**

   牙周生物型　　　　　　牙龈/软组织退缩　　　　角化龈缺失

   前庭沟深度降低　　　　系带/肌肉附着异常　　　牙龈过多

   牙龈颜色异常　　　　　遗传性牙龈纤维瘤　　　　特异性感染

   免疫炎症状态和损伤　　牙龈瘤　　　　　　　　　其他

附录7　治疗前沟通提纲

A　简要总结病情

B　整体治疗过程和各阶段医师的治疗干预

治疗前检查评估

基础治疗阶段　　　　　目标　　　　　方法

　　　　　　　　　　　次数　　　　　费用

基础治疗后再评估

　　　　　　　　手术治疗阶段　　　正畸治疗阶段　　　修复治疗阶段

维护治疗阶段

C　需要调整的患者行为

全身状况

戒烟

口腔卫生　　目标和方法

　　　　　　工具以及频率

其他

D　患者可能的感受

牙面光洁感

出血

牙龈颜色

牙龈退缩

牙间隙变大

牙颈部敏感

E　其他事项

附录8　牙周基础治疗和维护治疗记录

初诊诊断：

复诊症状：

口腔习惯：

全身状况：

检查：

补充诊断：

本次治疗牙位：

局麻：　　否　　　是

　　　　　　　　局麻部位

　　　　　　　　局麻药物/剂量

治疗措施：

　　　　超声/声波器械类型　压电式超声波　　　磁伸缩式超声波　　　声波器械

　　　　超声/声波器械工作尖

　　　　手用器械类型　镰形器

　　　　　　　　　　　通用型匙形器

　　　　　　　　　　　Gracey匙形器

　　　　喷砂部位

　　　　喷砂粉剂类型　　碳酸氢钠　　　甘氨酸　　　赤藓糖醇　　　其他

　　　　抛光部位/抛光膏类型

　　　　用药记录

其他干预措施：

特殊状况记录：

复诊时间与计划：

附录9　牙周再评估记录

复习基线病史：

全身状况：

牙周清洁工具和频率：

其他行为习惯：

牙周症状：

其他症状：

口外视诊/触诊检查：

口内黏膜检查：

牙列状态与咬合复查：

牙体状态：

		8	7	6	5	4	3	2	1	1	2	3	4	5	6	7	8
菌斑																	
溢脓																	
牙齿松动度																	
根分叉病变		Y	Y	Y											Y	Y	Y
龈缘－釉牙骨质界 (GM-CEJ)	颊																
	舌																
出血指数（BI）	颊																
	舌																
探诊深度（PD）	颊																
	舌																
牙槽骨破坏																	
牙位特异性说明																	
牙位		8	7	6	5	4	3	2	1	1	2	3	4	5	6	7	8
牙位特异性说明																	
牙槽骨破坏																	
探诊深度（PD）	舌																
	颊																
出血指数（BI）	舌																
	颊																
龈缘－釉牙骨质界 (GM-CEJ)	舌																
	颊																
根分叉病变		—	—	—											—	—	—
牙齿松动度																	
溢脓																	
菌斑																	

个体水平危险评估：

临床指标	低危险	中危险	高危险
BOP百分比	0 ~ 10%	10% ~ 25%	> 25%
PD ≥ 5 mm位点数量	< 4	4 ~ 8	> 8
失牙数（智齿不计入）	< 4	4 ~ 8	> 8
BL/Age	< 0.5	0.5 ~ 1.0	> 1.0
系统或家族/遗传因素	无	—	有
环境因素	不吸烟或者戒烟5年以上	吸烟量 < 20支/日	吸烟量 ≥ 20支/日

个体水平危险度：　　　低度[①]　　中度[②]　　高度[③]
牙周复查维护的间隔：12个月　　6个月　　3个月

[①]　个体水平低危险度：6个危险因素评估均为低度，或者至多1个因素为中度；牙周复查维护的间隔设置为12个月。
[②]　个体水平中危险度：6个危险因素评估中至少有2个因素为中度，且最多1个因素为高度；牙周复查的间隔设置为6个月。
[③]　个体水平高危险度：6个危险因素评估中至少有2个因素为高度；牙周复查维护的间隔设置为3个月。

附录10 不常用的手用牙周器械 ——锄形器、牙周锉以及牙周凿

随着机用器械的发展和普及，锄形器、牙周凿以及牙周锉等手用牙周器械的应用越来越少。以下综合《口腔内科学》第1版～第3版以及《牙周病学》第1版～第4版的相关内容，对这些器械做简要的介绍。

锄形器

锄形器直刃，工作端与颈部呈99°～100°角，末端扁平，形成45°角内斜刃，刃部较宽，两端不对称，一侧为锐角，另一侧为钝角。

锄形器有两种类型：一种用于清除龈上细小的沉积物，尤其前牙以及磨牙颊舌面连续牙石，其锐角端可以在牙龈较为松软的部位清除龈下较浅部位的牙石，用于龈上的锄形器为2支（成对）；另一种锄形器的颈部和刃部更细更窄，用于龈下牙石的去除，颊、舌、近中面和远中面的龈下锄形器，其颈部角度各不相同，也就是说，用于龈下的锄形器为4支。

使用锄形器时，应将刃置于牙石下方，使刃与牙面贴合，柄与牙体长轴尽量平行，器械的颈部与牙冠接触，然后向𬌗面或者切缘方向提拉使牙石脱位。使用锄形器时，多用手指的推力或者拉力，运动范围较小。一些医师习惯于手术中使用锄形器进行根面清创及平整。在根面使用锄形器后，往往易留下划痕，有必要用匙形器再行平整。

用于去除龈上牙石的锄形器，其工作范围主要为颊面和舌面的龈上部分，这一范围可由超声器械完全取代；龈上锄形器还可用于前牙舌窝内沉积物的去除，此处沉积物现多用龈上喷砂结合机用器械可更高效去除。因此在临床工作中已经很少真正应用龈上锄形器进行治疗。然而，在我国执业医师考试要求中，仍对此器械的使用予以要求，相信随着时代的变迁，这一要求也会发生相应的变化。

另外，有器械公司在龈上锄形器的基础上开发了"碟形器"，主要用于前牙舌窝的牙面清洁。

牙周锉

牙周锉为多刃器械，是去除龈下牙石的辅助工具，主要用于锉粗大块牙石表面，利于其他器械继续彻底去除牙石。由于其颈部角度不易贴合牙面，并可能过度去除牙骨质，目前应用较少。近年来，有金刚砂涂层的牙周锉问世，适用于根分叉区的牙石锉除和根面平整。

牙周凿

牙周凿扁平直刃，刃部形成45°外斜角，工作端、颈部、柄部在同一直线上。用于清除龈上特别是下前牙部位的大块牙石。使用时，将器械刃部由唇侧面自龈外展隙向舌侧放置，紧贴牙面，用水平向推力将牙石撬下并推出牙间隙。

索 引

后　记

终于交稿了。过程之艰难，超出我的想象。

正式写作之前，以为自己作为牙周病科医师在国内最好的教学医院之一的上海九院工作那么多年，以"拖班大王"的身份记录了上千位患者的完整病程，带了那么多届学生，为那么多医护做过牙周培训，对牙周病的诊疗和教学中有那么多的感悟，有那么多可以随时请教的国内外同行，还被戏称是"移动的教科书"——写下这些感悟，不该是水到渠成、一气呵成的事吗？

两大部分，20个大问题，近百个小问题，貌似答案早就烂熟于心，然而落在键盘上时，"真的是这样吗？""有道理吗？""道理是来自个人经验还是来自临床研究？""临床研究结论的局限条件和临床实际情况的差别在哪里？""在这些来龙去脉下，怎样的临床选择是合理的？""合理性的体现是什么？""这些文字背后的思考怎样才能传递给读者，帮助读者的实践？"……整整2个月，端坐于电脑前的我，就被这些问题萦绕着，脑袋似乎被绕得大了一圈儿又一圈儿。

在几乎"与世隔绝"的2个月里，就像在进行一场长长的考试，考着考着，还会停下来反问自己：在"学习牙周手术"热情高涨的今天，在"小助理管洗牙、大医生管种牙"的现实下，同行们还愿意花精力体会书中强调的"检查、判断、评估"的过程和道理吗？他们愿意把宝贵的椅旁时间用在牙周非手术技术的打磨上吗？

这些问题，这场梦境般的考试，折磨得我给自己许下了一个又一个自我奖励计划。然而，在真的完成了最后一幅图，改完了最后一稿后，我却感到，这个写作过程才是我得到的最好奖励。因为这个过程给我带来的收获，远超出了我的想象。

这是一个"掰开揉碎"每个细节、激发自己探究临床问题好奇心的过程，也是一个深入理解牙周诊疗本质、帮助自己更加睿智地看待临床现象的过程。

"掰开揉碎"是20年前我的硕士导师袁诗芬老师告诉我的进步之道。每一个细节，或深或浅，都曾引发过同行的思考和探究，研读这些文献时，却又发现，文献里受试者背景、临床机构背景、社会医疗制度背景以及时代背景和今天的临床实际情况有诸多的不一致。这时，自然会生出"在我的临床中，设计一个这样的临床实验，结论会很有意义"的想法。意识到这一点，我为自己的好奇心而感到欣慰。

上次我被表扬有"强烈的好奇心"的时候，还是博士毕业后重返学校时，导师三宅洋一郎老师向学弟学妹们介绍我时用的词。当时并没有意识到好奇心有多可贵，还想老师为什么不表扬我自恃的认真和勤奋，却用"好奇心"这个词呢？梳理牙周临床实践的每个细节，我越发理解，对"花费医患更少的时间和精力、获得可预测性更高的诊疗"的追求和质疑，才是提高诊疗技术的真正驱动力。也正是在这一追求的推动下，人们不断思索更合理的牙周病分类，持续寻求疾病表象背后的病因因素与发病机制，不断改进诊疗流程设置，努力研发电子探针、牙周袋内窥镜、计算机控制下局部麻醉注射、激光辅助牙周治疗等新技术。如果我也带着这样的追求和不灭的好奇心在今后的专业之路上求索，那一定会看到更美的风景。

另一个收获是，在安静的写作和激烈的头脑风暴中，对束蓉老师"关注、尊重患者"的理念有了更深的理解。还记得10年前讨论牙周患者满意度这个话题时，束老师说"患者满意的诊疗才是完整的诊疗"。临床上，医师常沉浸在建立和遵守自己的医疗秩序和原则之中，很少将诊疗对象本人对疾病、对诊疗的认识和理解真正融入诊疗过程中。回顾病例和文献，我深深地感到，这个融合是多么的有价值，值得我们努力去实现。

在等待审稿和图书出版的日子里，我为自己执业的上海清木口腔门诊部的同仁们设计实施了一个跨度为16周的牙周非手术诊疗的课程，迈出了分享这些感悟和反思的第一步。我急切地把自己的收获分享给他们，并且希望他们得到3个方面的启发：第一，无论患者的牙周情况看上去多么健康抑或看上去有多少牙石沉积，无论患者是带着"洗牙"的主观诉求，还是带着解决具体症状的客观求诊状态而来，在拿起器械动手治疗之前，都要先去检查分析患者的牙周状态和牙列状态，并且用专业的沟通方式，使患者理解牙面沉积物与牙周炎症、牙齿长期健康的关系。这个治疗前的分析与沟通过程，乃至在治疗前给患者一个认真清洁牙齿2～3周的机会，于患者和医者而言都是如此宝贵，不应错过。第二，在为患者进行非手术清创治疗的过程中，不以用什么工具为导向，而以"干净"的目标为导向，合理、高效地组合使用各类工具，并且在真正确认目标牙齿表面沉积物已经完全去除之后，再结束治疗。第三，用定期牙周评估维护的思维和方式，代替"定期洗牙/洁治"的旧习惯。我期待自己身边的小伙伴能从这些分享中获益，也相信本书的读者，能理解我的期待。

最后，我想跟同行共勉的是：在牙周临床诊疗中，在循证原则之下，形成合理的临床决策和流程，认真磨砺每一个技术细节，一步一步地从患者牙周相关的行为习惯和牙周状态的变化中积累经验，是每位医师成长的必经之路。

在临床诊疗过程中，我们常对一些细节问题产生疑问，放弃对这些疑问的探究，按照自己或者周围老师和同事的习惯进行操作，似乎也可以完成日常的诊疗。而正视这些疑惑，探究其背后与医患双方相关的渊源以及探寻其循证证据的过程，才能使我们更客观地理解自己惯性操作中的合理性和局限性，才能帮助我们做出更合理的临床选择。

感谢您关注本书，祝愿您能在阅读本书中有所收获，期盼获得您的反馈。您可通过微信号：dalidalidalidalidali与我沟通您的疑问和思考。